リウマチ・膠原病アトラス

著
廣畑 俊成
信原病院副院長, 北里大学客員教授,
帝京大学客員教授

文光堂

はじめに

　膠原病は全身のあらゆる臓器を侵す疾患である．そのためその診断にあたっては，漏れのない病歴の聴取に加えて，注意深い全身の診察が必要である．また，膠原病の診療にあたっては，その病態や病理をよく理解することが役に立つことは疑いのないことである．そのためには，X線，超音波，CT，MRIなどの検査の評価に加えて，種々の臓器の病理組織所見を知っておくことは極めて重要である．

　この30年の間には，他の分野と同様に膠原病領域の臨床も大きな進歩を遂げた．それに伴い知っておくべき臨床症候，検査所見，病理所見も大幅に増加している．さらに，免疫学の進歩に伴い，膠原病・膠原病類縁疾患のそれぞれの病態生理についても理解が深まっている．また，免疫抑制療法やステロイド治療の副作用として色々な問題が派生しており，それに対しても臨床医は適切な対応を迫られている．このような膨大な知識を習得するためには日常の臨床経験だけではなかなか困難な場合が多い．それは膠原病の中には有病率の低い希少疾患もかなり含まれているからである．

　2年前，膠原病の基礎知識をなるべく時間をかけずに習得することの助けになるように，「リウマチ・膠原病診療ガイド」を出版させていただいた．今回は，そのコンセプトを受け継ぎつつ，できるだけ多くの臨床症候，画像検査所見，病理組織所見の実際を読者の皆様に見ていただけるように，アトラスとして出版させていただくことになった．本書に収載されている写真はすべて，小生が卒業以来種々の施設で経験させていただいたものばかりである．こうした自分自身の経験が，膠原病診療を志す医師・看護師・薬剤師・その他のパラメディカルスタッフの方々にとって，少しでもお役にたてばこれ以上の喜びはない．

　最後に本書の執筆の機会を与えて頂いた文光堂の浅井麻紀社長・小柳　健氏をはじめとする関係者の方々，およびこれまで共に診療に携わってきた東京大学，帝京大学，北里大学の諸先生に深謝したい．また，病理標本の所見について色々とご指導下さった東北大学名誉教授，故・京極方久先生に深謝するとともに，心からご冥福をお祈りしたい．

平成30年3月
廣畑俊成

目 次

はじめに

1 関節リウマチ　1
滑膜の増殖　2
滑膜の病理組織像　3
手の臨床所見　5
肘関節の臨床所見　7
皮下結節と手の伸筋腱断裂　8
膝関節の臨床所見　9
足の変形　10
環軸椎亜脱臼　12
合併症　14
RAと特発性器質化肺炎（COP）　15
メトトレキサート（MTX）肺炎　17
ニューモシスチス肺炎（PCP）　18
TNF阻害薬による滑膜の変化　19
RAと変形性関節症（OA）の鑑別　20
RAとOAの滑膜の病理組織像の比較　23

2 悪性関節リウマチ　26
末梢神経障害　27
皮下結節　28
皮下出血と爪周囲出血・上強膜炎　29
皮膚潰瘍・心筋梗塞　30
心膜炎・胸膜炎　31
間質性肺炎　32

3 全身性エリテマトーデス　33
蝶形紅斑と円板状紅斑　34
種々の紅斑　35
皮疹の組織像　36
口腔内潰瘍と関節炎　37
手の変形　38
心膜炎と胸膜炎　39
肺胞出血　40
腎障害　41
ループス腹膜炎　42
眼底の血管炎と大腿骨頭壊死　43

4 ループス腎炎　44
ループス腎炎の組織型　45
肺胞出血とループス腎炎　47

5 中枢神経ループス　49
Acute confusional state（急性錯乱状態）　50
Demyelinating syndrome（脱髄病変）　51
Myelitis（脊髄炎）　53
脳幹と大脳の血管炎　54
Autonomic disorder（自律神経障害）　55
PRES（可逆性白質脳症）とRCVS
　（可逆性脳血管攣縮症候群）　57

6 抗リン脂質抗体症候群　58
出血性脳梗塞　59
脳梗塞と末梢神経障害　61

7 全身性硬化症（強皮症）　62
特徴的な臨床症状　63
病理組織像　64
レイノー現象と限局型SSc　65
指の血行障害による変化　66

指の種々の変化　　67
　　消化管の運動異常　　68
　　腸管嚢気腫症　　69
　　間質性肺炎　　71

　　心不全とGAVE　　72
　　心膜炎と肺高血圧　　73
　　SSc腎クリーゼ　　75
　　SScの鑑別疾患　　76

8　多発筋炎・皮膚筋炎　　77
　　筋肉の画像と病理　　78
　　ヘリオトロープ疹とゴットロン徴候　　79
　　ゴットロン徴候　　80
　　非定型的な皮疹　　81

　　爪周囲紅斑　　82
　　mechanic's hand　　83
　　間質性肺炎（びまん性肺胞障害）　　84
　　びまん性肺胞障害と縦隔気腫　　85

9　混合性結合組織病　　87
　　手指の症状　　88

　　肺高血圧症　　89

10　シェーグレン症候群　　91
　　唾液腺の病変　　92

　　唾液腺シンチグラフィーと蛍光色素試験　　93

11　IgG4関連疾患　　94
　　涙腺・顎下腺の病変　　95
　　種々の臓器病変　　97

　　病理組織像　　98
　　キャッスルマンリンパ腫　　99

12　ベーチェット病　　100
　　再発性口腔内アフタ性潰瘍　　101
　　外陰部潰瘍　　102
　　皮膚症状と針反応　　103
　　眼病変　　104
　　関節炎　　106
　　血管病変　　107
　　肺動脈瘤破裂の剖検所見　　111

　　腸管病変　　112
　　急性型神経ベーチェット病　　116
　　慢性進行型神経ベーチェット病の画像所見　　117
　　慢性進行型神経ベーチェット病の病理組織像　　118

13　血清反応陰性脊椎関節症　　120
　　仙腸関節炎　　121
　　乾癬性関節炎　　122

　　掌蹠膿疱症　　124

14　結晶性関節炎　　125
　　痛風・偽痛風の病因と病理　　126
　　偽痛風　　127

　　痛風　　128
　　痛風結節　　131

15　再発性多発軟骨炎　　132
　　臨床症状　　133
　　気道の狭窄　　134

　　検査所見・病理組織像　　135

16 成人スティル病　136
リウマトイド疹（サーモンピンク疹）　137
心肺合併症　138
その他の症状　139
成人スティル病に酷似した病像を呈した悪性リンパ腫　140

17 リウマチ性多発筋痛症・RS3PE症候群　141
PMR　142
RS3PE症候群　143

18 側頭動脈炎　146
浅側頭動脈の異常　147
病理組織像　148

19 高安動脈炎　149
大動脈の分枝の狭窄　150
肺動脈病変　151
病理組織像　153

20 古典的結節性多発動脈炎　154
皮下結節と精巣上体炎　155
皮膚・筋肉の病理組織像　156
腹部の血管炎　157
四肢にみられた動脈瘤と破裂　158
腸管病変と神経病変　159
皮膚型の古典的PN　160

21 顕微鏡的多発血管炎　161
皮膚症状　162
肺胞出血　163
半月体形成性糸球体腎炎　164
中枢神経病変　165

22 多発血管炎性肉芽腫症　166
頭頸部の肉芽腫　167
肺の肉芽腫　169
腎病変・肥厚性硬膜炎　171
中枢神経病変　172

23 好酸球性多発血管炎性肉芽腫症　174
末梢神経障害　175
皮膚病変　176

24 IgA血管炎　177
四肢の紫斑　178
紫斑・合併症　179

25 その他　180
リウマチ熱　180
帯状疱疹・ニューモシスチス肺炎（PCP）　182
非定型肺炎　183
粟粒結核　184
骨粗鬆症　185
メトトレキサート（MTX）誘発悪性リンパ腫　186

索　引　188

1 関節リウマチ

疾患の概念

関節リウマチ（rheumatoid arthritis, RA）は寛解と増悪を繰り返す非化膿性の関節炎症である．全身症状として貧血，微熱，朝のこわばり，全身倦怠感，リンパ節腫大，皮下結節などを呈する．手指や足趾の小関節の罹患が多い．寛解，再燃を繰り返しつつ軟骨・骨破壊へと進行し，拘縮・強直などにより日常生活動作（ADL）の著明な障害に至る．

男女比は1：3で，わが国の患者数は約70万人である．病因として，HLA-DR1，HLA-DR4などの遺伝的素因と，喫煙や歯周病菌などの環境要因が関与する．

病　態

増殖した滑膜は肉芽（パンヌス）を形成し，骨・軟骨の破壊をきたす．ここにはリンパ球の浸潤を伴うのが大きな特徴で，関節内ではシトルリン化蛋白に対する抗体が産生され免疫複合体を形成し，これにリウマトイド因子が結合し補体を活性化して組織障害をきたす．炎症の進展には関節内サイトカイン（IL-1，TNF-α，IL-6）も関与する．

関節滑膜は，マクロファージ様のA型（M型）滑膜細胞と線維芽細胞様のB型（F型）滑膜細胞より構成され，両者とも骨髄に由来すると考えられる（図1a）．RA骨髄CD34＋細胞には種々の遺伝子異常が認められる（図1b）．

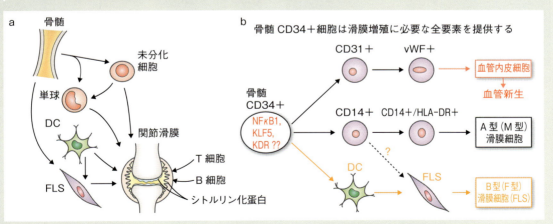

図1　RAの病態
a：骨髄由来細胞からの滑膜細胞の分化：単球（A型滑膜細胞）と線維芽細胞様細胞（FLS）（B型滑膜細胞）．
b：骨髄CD34＋細胞の遺伝子異常と滑膜増殖．
DC：樹状細胞，FLS：線維芽細胞様滑膜細胞，vWF：von Willebrand因子．

滑膜の増殖

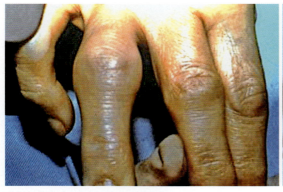
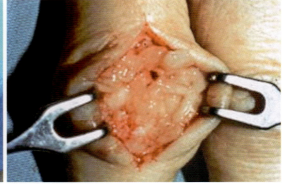

図 1-1 PIP 関節の腫脹
腫脹した PIP 関節では絨毛状の滑膜が増殖している．

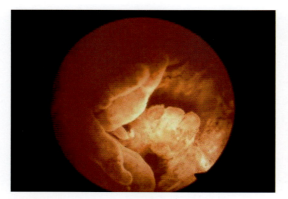
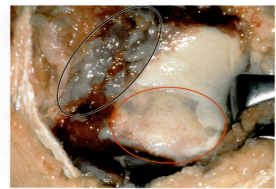

図 1-2 関節鏡での増殖滑膜の所見
活動性の高い滑膜は絨毛状の形態をとる．

図 1-3 膝関節の滑膜増殖と骨軟骨の破壊
黒円：ゼリー状の増殖滑膜が軟骨・骨を破壊している．赤く見えるのは骨．
赤円：軟骨が菲薄化している．

滑膜の病理組織像（1）

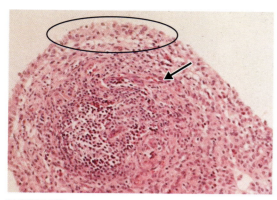

図1-4 滑膜の病理組織像①
表層細胞の重層化（楕円）と偽性リンパ濾胞（矢印）
（HE 染色）．

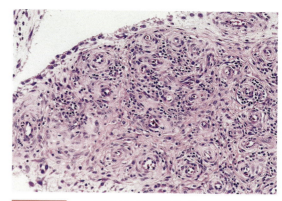

図1-5 滑膜の病理組織像②
血管新生（HE 染色）．

図1-6 滑膜の病理組織像③
偽性リンパ濾胞（矢印）（HE 染色）．

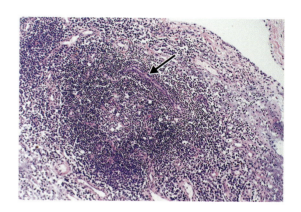

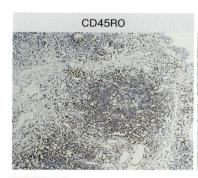
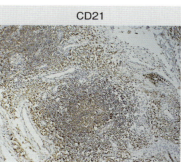
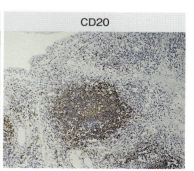

図1-7 滑膜の病理組織像④
偽性リンパ濾胞（免疫染色）．中心部にはBリンパ球（CD20）が集簇する．

滑膜の病理組織像（2）

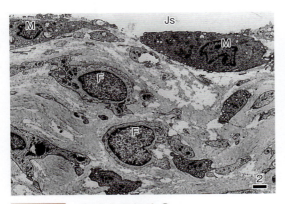

図1-8 滑膜表層細胞①
M型（A型）細胞とF型（B型）細胞（電子顕微鏡写真）．
Js：関節裂隙（Joint space）．

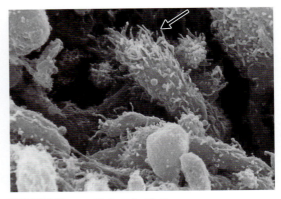

図1-9 滑膜表層細胞②
表面が毛羽立ったM型（A型）細胞がみられる（矢印）（走査電子顕微鏡写真）．

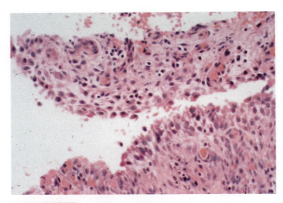

図1-10 滑膜の病理組織像⑤（偽関節）
偽関節においても，表層細胞と表層下細胞からなる通常の関節滑膜と同じ組織像がみられる（HE染色）．

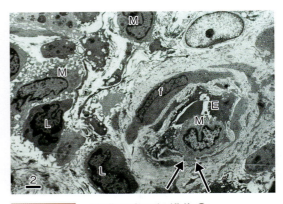

図1-11 滑膜の病理組織像⑥
滑膜への単球の侵入（矢印）（電子顕微鏡写真）．
L：リンパ球，M：M型（A型）細胞，E：血管内皮細胞，f：F型（B型）細胞．

手の臨床所見（1）

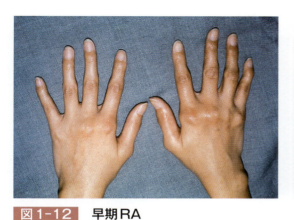

図1-12 早期RA

両手のPIP関節，MP関節の腫脹がみられる．

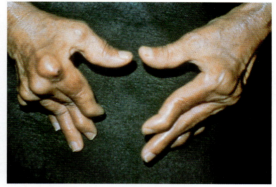

図1-13 ムチランス変形

右手指の短縮がみられる．

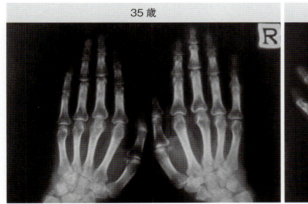
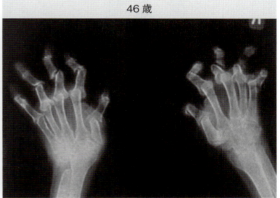

図1-14 早期RAからムチランス変形への進展（単純X線）

手の臨床所見（2）

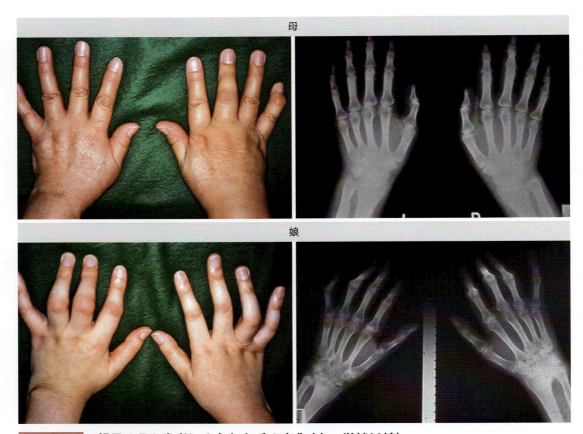

図1-15　親子のRA患者にみられた手の変化（右：単純X線）

肘関節の臨床所見

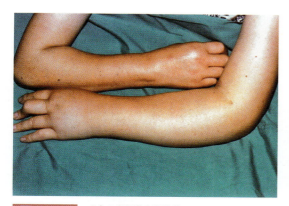

図1-16 肘の滑膜断裂①
左手全体が腫脹している（手前）.

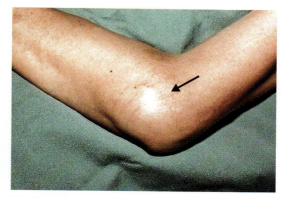

図1-17 肘の滑膜断裂②
嚢腫を形成している（矢印）.

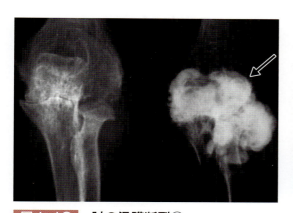

図1-18 肘の滑膜断裂③
関節造影では造影剤が漏出している（矢印）.

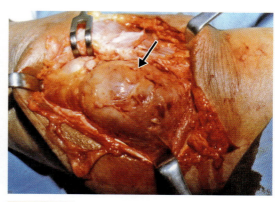

図1-19 肘の滑膜断裂④
嚢腫を形成している（矢印）（手術所見）.

皮下結節と手の伸筋腱断裂

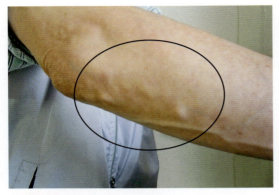

図1-20 肘の皮下結節（好発部位）（円）

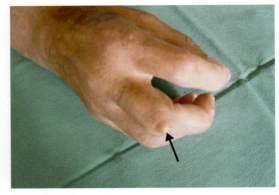

図1-21 手指の皮下結節（矢印）

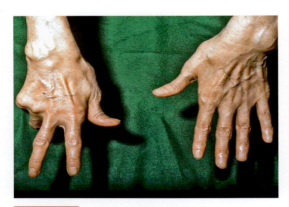

図1-22 右手の伸筋腱断裂①
右手の第4，5指の伸展ができない．

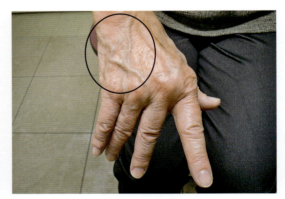

図1-23 右手の伸筋腱断裂②
右手の第3～5指の伸展ができない．
手の甲に腱が見えていない（円）．

膝関節の臨床所見

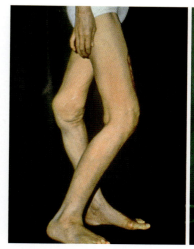
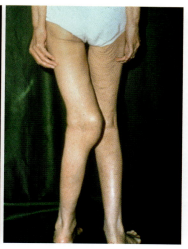

図1-24　左膝の変形（内反，過伸展）

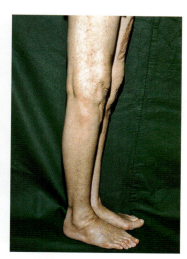

図1-25　人工膝関節置換後の変形の矯正

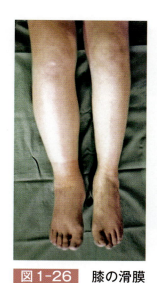

図1-26　膝の滑膜断裂①
右下腿全体が腫脹している．

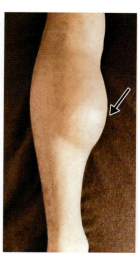
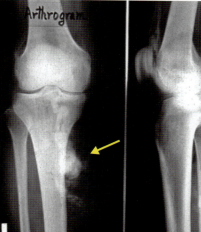

図1-27　膝の滑膜断裂②
a：ふくらはぎに囊腫を形成している（Baker 囊腫）（黒矢印）．
b, c：関節造影では造影剤の漏出がみられる（黄矢印）．

足の変形（1）

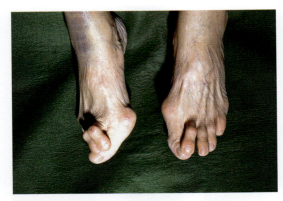

図1-28 cock-up toe deformity（カギワシ変形）

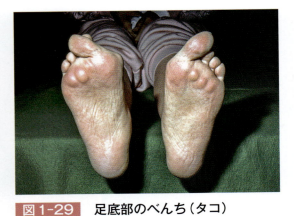

図1-29 足底部のべんち（タコ）
変形した中足骨頭が底面に当たるため生じる（図1-31参照）.

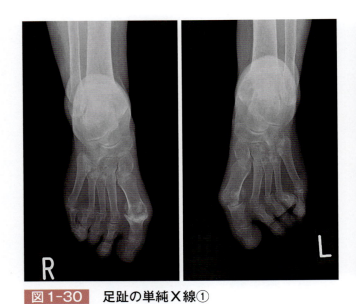

図1-30 足趾の単純X線①
中足骨頭の破壊と変形.

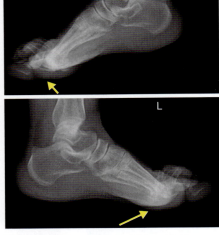

図1-31 足趾の単純X線②
中足趾節関節の「くの字」型の変形（黄矢印），同部位に圧迫のためべんち（タコ）ができる.

足の変形（2）

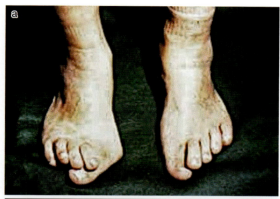

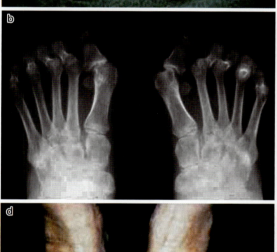

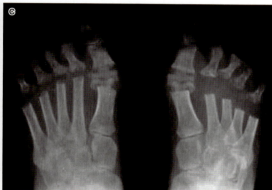

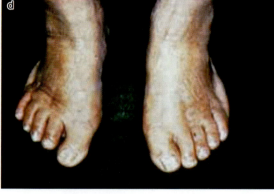

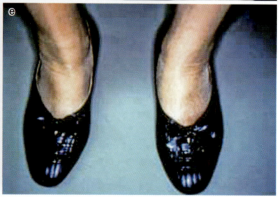

図1-32 cock-up toe deformity（カギワシ変形）

a：術前の変形，b：術前の単純X線，c：術後の単純X線，d：術後の変形の矯正．e：靴が履けるようになっている．

環軸椎亜脱臼（1）

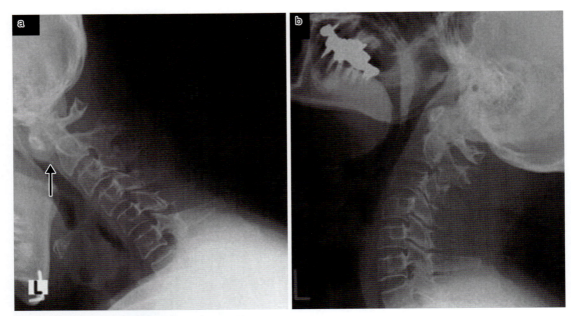

図1-33 環軸椎亜脱臼①（水平脱臼）
a：前屈位で顕在化（矢印），b：後屈位では消失（単純X線）．

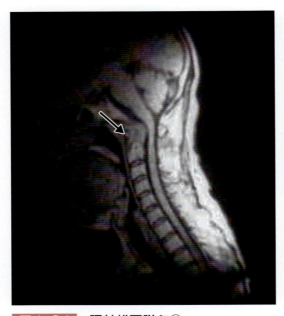

図1-34 環軸椎亜脱臼②
歯突起周辺の肉芽形成（矢印）（MRI）．

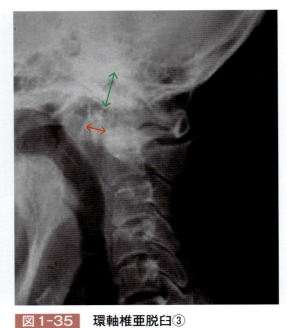

図1-35 環軸椎亜脱臼③
垂直脱臼（緑矢印）と水平脱臼（赤矢印）（単純X線）．

環軸椎亜脱臼（2）

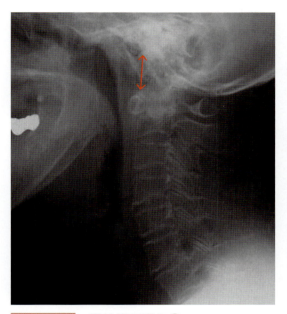

図 1-36 環軸椎亜脱臼④
垂直脱臼（赤矢印）（単純 X 線）.

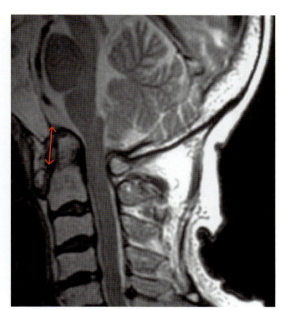

図 1-37 環軸椎亜脱臼⑤
垂直脱臼の MRI（赤矢印）.

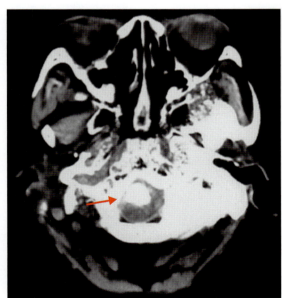

図 1-38 環軸椎亜脱臼⑥
垂直脱臼の単純 CT．歯突起が頭蓋内に陥入している（赤矢印）.

合併症

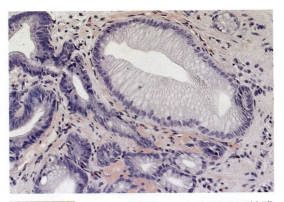

図1-39 アミロイドーシスにおける胃粘膜のアミロイドの沈着
DFS (direct fast scarlet) 染色.

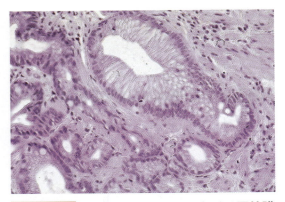

図1-40 アミロイドーシスにおける胃粘膜のDFS染色に過マンガン酸カリウム処理を加えたときのアミロイドの消失.

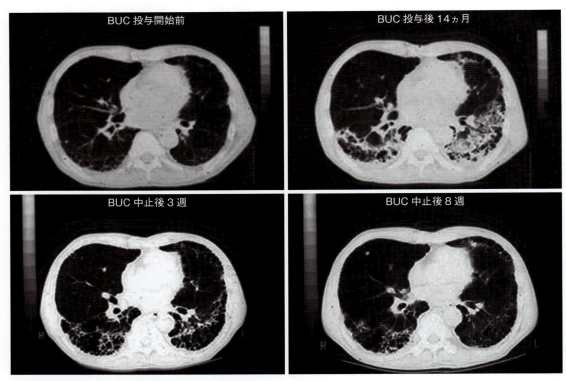

図1-41 ブシラミン (BUC) による肺障害
BUCの投与により出現した間質性陰影がBUCの中止で消失 (胸部単純CT).

RAと特発性器質化肺炎（COP）(1)

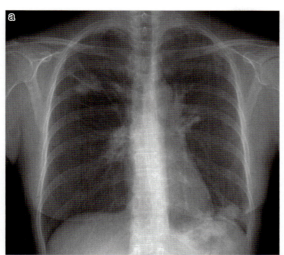
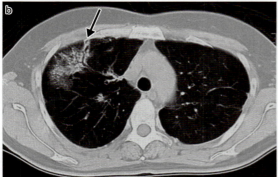
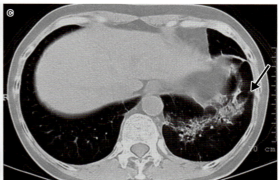

図1-42 COP①
a：胸部単純X線で両側肺に腫瘤様の浸潤影．
b（右上葉），c（左下葉）：単純CT，air bronchogramを伴う浸潤影を認める（矢印）．

RAと特発性器質化肺炎（COP）(2)

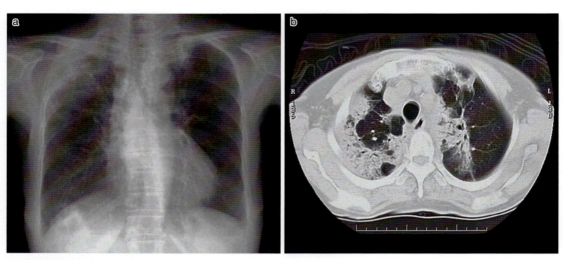

図1-43 COP②

胸部単純X線（a）では右上葉に浸潤影を認め，胸部単純CT（b）では同部位にair bronchogramを認める．また，左肺にも同様の浸潤影を認める．

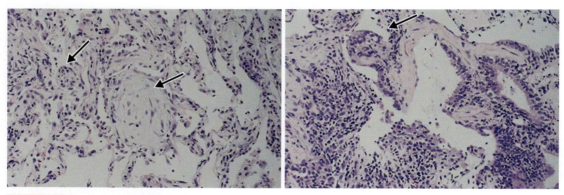

図1-44 COPの病理組織像

肺胞壁の細胞浸潤と肺胞内のポリープ様構造物（矢印）(HE染色).

メトトレキサート(MTX)肺炎

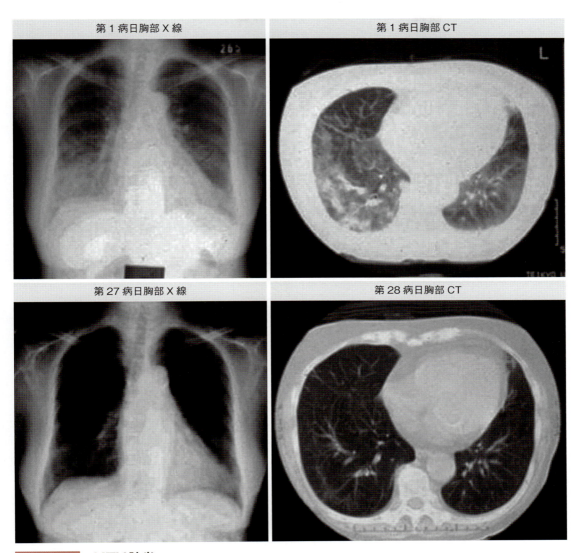

図1-45　MTX肺炎
第1病日画像所見ではびまん性のすりガラス影を両側に認める(上段).ステロイド治療後4週で完全に軽快した(下段).

ニューモシスチス肺炎（PCP）

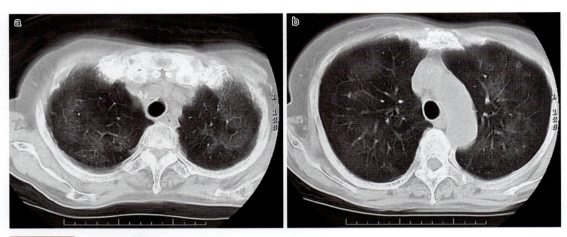

図 1-46 PCPの胸部単純CT像
a：上肺野，b：中肺野．
胸膜直下がスペアされる淡いすりガラス陰影を両側に認める．

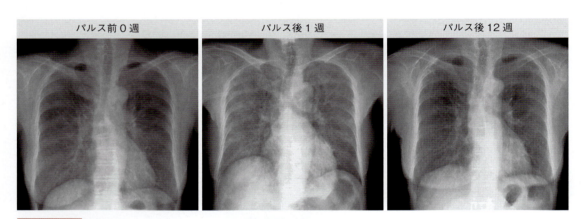

図 1-47 PCPのステロイドパルス治療後の経過
胸部単純X線．肺野のすりガラス陰影がステロイドパルスの1週後には悪化しているが，12週後には改善している．

TNF阻害薬による滑膜の変化

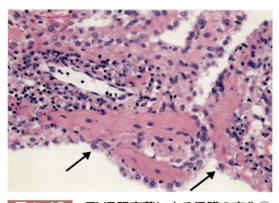

図1-48 TNF阻害薬による滑膜の変化①
表層下にdiscoid fibrosisがみられる（矢印）（HE染色）.

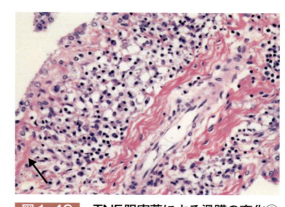

図1-49 TNF阻害薬による滑膜の変化②
表層下にdiscoid fibrosisがみられる（矢印）（HE染色）.

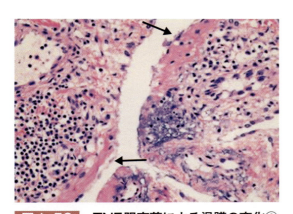

図1-50 TNF阻害薬による滑膜の変化③
表層下にdiscoid fibrosisがみられる（矢印）（HE染色）.

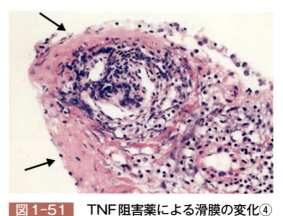

図1-51 TNF阻害薬による滑膜の変化④
表層下にdiscoid fibrosisがみられる（矢印）（HE染色）.

RAと変形性関節症（OA）の鑑別（1）

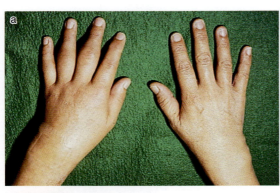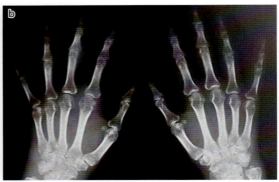

図1-52 早期RA
a：左手のPIP関節，両手関節の腫脹がみられる．
b：単純X線画像では関節裂隙の狭小化と関節周囲の骨量の減少を認める．

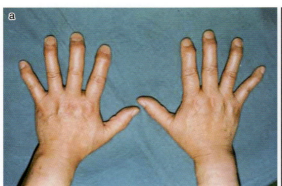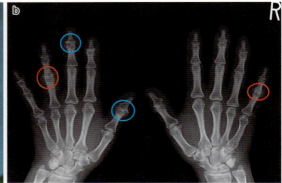

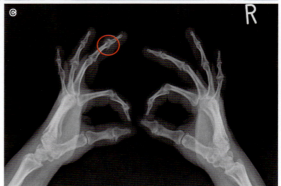

図1-53 OA
a：両側のDIP関節の腫脹変形がみられる（Heberden結節）．
b：単純X線画像では左側の第1指，第3指DIP関節のHeberden結節（青円）と左第4指PIP関節，右第5指PIP関節のBouchard結節（赤円）を認める．
c：左側の第2指DIP関節のHeberden結節も単純X線側面像で明らかである（赤円）．

RAと変形性関節症（OA）の鑑別（2）

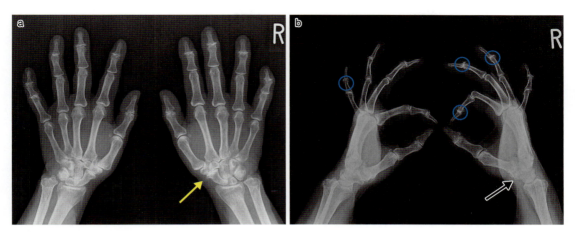

図1-54　CM関節症①
a：正面像．単純X線で右の第1指のCM関節（carpometacarpal joint）に骨棘形成がみられる（黄矢印）．
b：側面像．Heberden結節を認める（青円）．

図1-55　CM関節症②
単純X線で右の第1指のCM関節（carpometacarpal joint）に骨硬化と関節裂隙の狭小化がみられる（青円）．a：正面像，b：斜位．

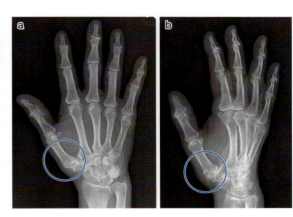

RAと変形性関節症（OA）の鑑別（3）

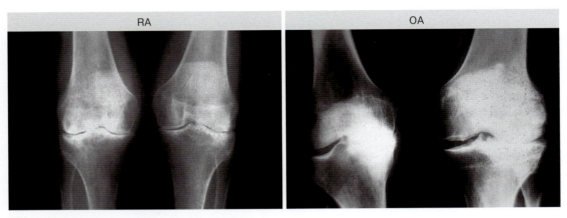

図1-56 RAとOAの膝関節点の鑑別
RAでは膝の内側と外側が等しく狭小化，OAでは内側または外側が非対称的に狭小化する（単純X線）．

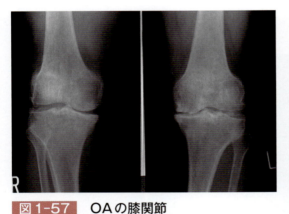

図1-57 OAの膝関節
左右ともに内側の骨硬化と関節裂隙の狭小化が目立つ（単純X線）．

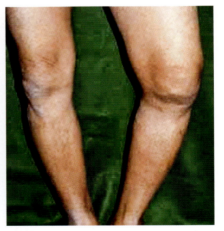

図1-58 OA患者にみられたO脚変形

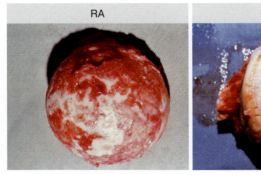
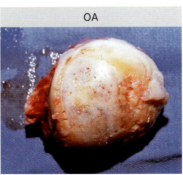

図1-59 大腿骨頭の比較
RAでは軟骨の侵食が著しい．

RAとOAの滑膜の病理組織像の比較（1）

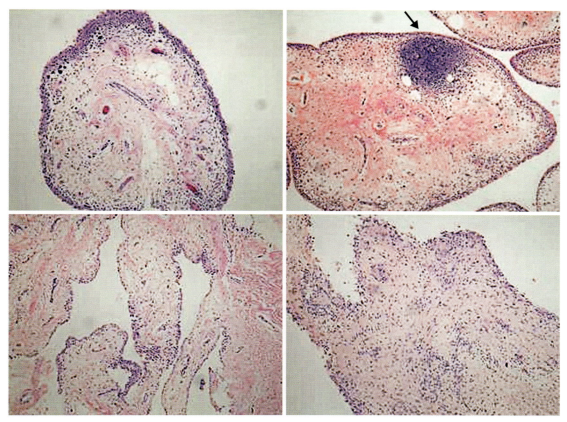

図1-60　OAの滑膜の病理組織像
表層細胞の重層化は目立つが表層下細胞の増殖はごく軽度，リンパ球の浸潤は軽度存在（矢印）（HE染色）．

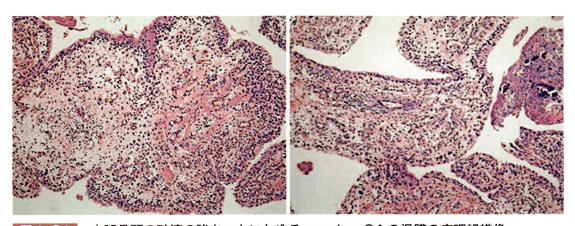

図1-61　大腿骨頭の破壊の強かったいわゆるerosive OAの滑膜の病理組織像
表層細胞の重層化に比して表層下細胞の増殖は強くない点と偽性リンパ濾胞の形成がない点でRAと異なる（HE染色）．

RAとOAの滑膜の病理組織像の比較（2）

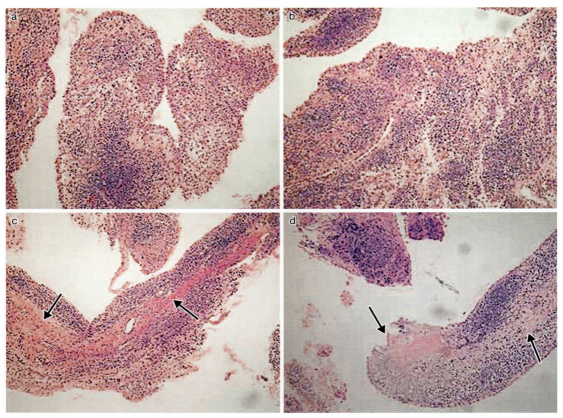

図1-62 RA①

a：表層細胞の重層化と表層下へのリンパ球の浸潤，b：表層下細胞の増殖，c：滑膜中心部の線維化（矢印），d：血管，表層細胞の変性（矢印）．このようにRAでは種々の段階の組織像が混在する．

RAとOAの滑膜の病理組織像の比較（3）

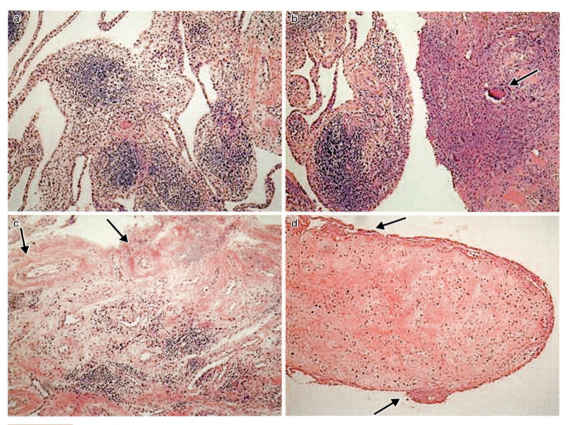

図1-63　RA②

a：偽性リンパ濾胞，b：表層下細胞の増殖，巨細胞がみられる（矢印），c：血管周囲の線維化（矢印），d：表層下の線維化と表層細胞の変性（矢印）．このようにRAでは種々の段階の組織像が混在する．

2 悪性関節リウマチ

疾患の概念

　関節リウマチ（RA）の中で，免疫複合体によるⅢ型アレルギーを基盤とした血管炎に起因する関節外症状をきたすものを悪性関節リウマチ（malignant RA，MRA）と称する．病理学的には全身の閉塞性血管炎であり，欧米では rheumatoid vasculitis とよばれ，中・小動脈の病変を認める全身性動脈炎型（Bevans 型）と，血管内膜の線維性増殖を呈する末梢動脈炎型（Bywaters 型）に分けられる．

　閉塞性の血管炎による臓器梗塞，皮膚潰瘍，指趾壊疽，多発性単神経炎，間質性肺炎などをきたし，リウマトイド因子の著明高値（RAPA 1：2,560 以上），補体の低下，免疫複合体の上昇が特徴的である．

　年齢のピークは 60 歳代，男女比は 1：2 で，RA よりも男性の占める割合が多い．患者数は RA の 1％程度である．

病態

　Ⅲ型アレルギーが病態に深く関与する．図1 に示すように，未知の抗原に対して産生された抗体が免疫複合体を形成し，そこにリウマトイド因子（IgM-RF, IgG-RF）が結合して血管内皮に沈着し，補体を活性化する．その結果，フィブリノイド壊死や炎症細胞の浸潤が起こる．抗原となる蛋白については，種々のシトルリン化蛋白の可能性が示唆される．

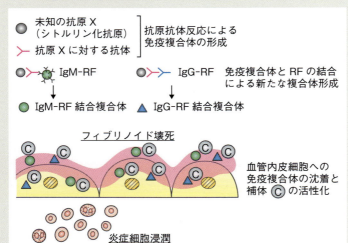

図1　悪性関節リウマチの病態

末梢神経障害

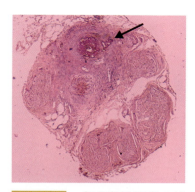

図2-1 多発単神経炎の神経生検の病理組織像（弱拡大）
フィブリノイド壊死を伴う神経栄養血管の炎症（矢印）（HE染色）.

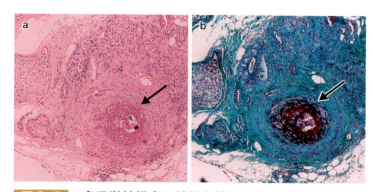

図2-2 多発単神経炎の神経生検の病理組織像（強拡大）
フィブリノイド壊死と炎症細胞浸潤を認める（a：HE染色，b：MT染色）.

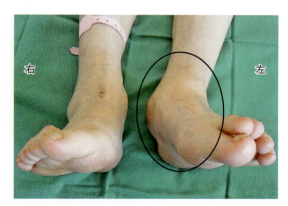

図2-3 左足の外反変形による左内側足底神経のentrapment neuropathy（円）
多発単神経炎との鑑別が必要である.

皮下結節

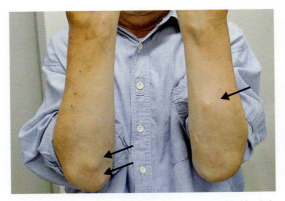

図2-4　上腕伸側の多発性皮下結節（矢印）

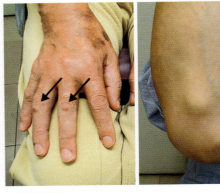

図2-5　手指と肘にみられた皮下結節（矢印）

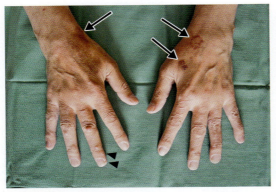

図2-6　皮下出血（矢印）と皮下結節（矢頭）

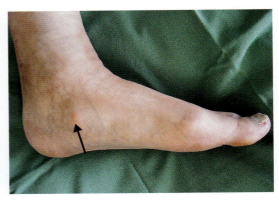

図2-7　足の皮下結節（矢印）

皮下出血と爪周囲出血・上強膜炎

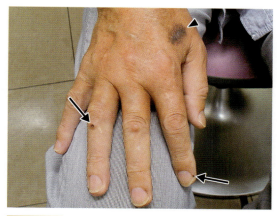

図2-8　MRAの紫斑（矢頭）と点状出血（矢印）

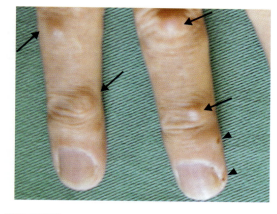

図2-9　皮下結節（矢印）と出血斑（矢頭）

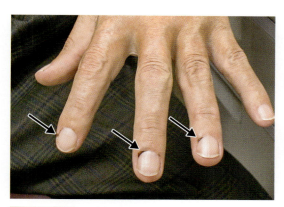

図2-10　爪周囲の出血（矢印）

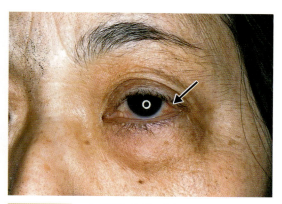

図2-11　上強膜炎（矢印）

皮膚潰瘍・心筋梗塞

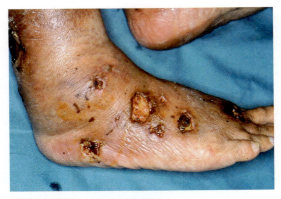

図2-12　下肢の潰瘍①

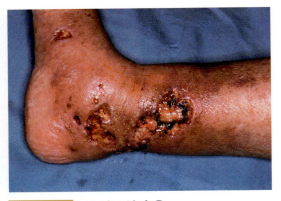

図2-13　下肢の潰瘍②

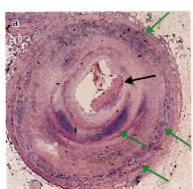
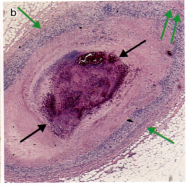

図2-14　心筋梗塞をきたした剖検例の冠動脈の病理組織像①

a：フィブリノイド壊死（黒矢印）と炎症細胞浸潤（緑矢印）を認める．b：内腔にフィブリノイド壊死（黒矢印）と炎症細胞浸潤（緑矢印）に加えて血栓がみられる（HE染色）．

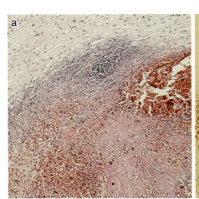
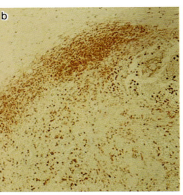

図2-15　心筋梗塞をきたした剖検例の冠動脈の病理組織像②

血管壁に浸潤している細胞は大多数がCD45RO陽性のTリンパ球である（b）（a：HE染色，b：CD45RO免疫染色）．

心膜炎・胸膜炎

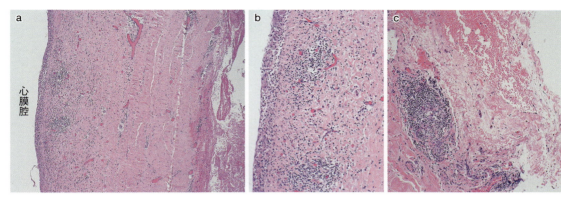

図2-16　心膜炎の病理組織像①
a：弱拡大．心膜腔側（左）には滑膜に酷似した組織像がみられる．
b：強拡大．心膜腔側には滑膜に酷似した組織像がみられる（表層細胞と表層下細胞）．
c：強拡大．心膜腔の反対側にも細胞浸潤がみられる（HE染色）．

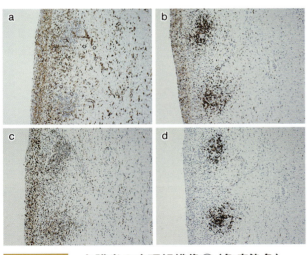

図2-17　心膜炎の病理組織像②（免疫染色）
a：CD31は表層細胞様構造と毛細血管が陽性に染色．
b：CD68は表層細胞様構造とリンパ濾胞様構造が陽性に染色．
c：CD45ROは表層細胞様構造とリンパ濾胞様構造が陽性に染色．
d：CD20はリンパ濾胞様構造が陽性に染色．

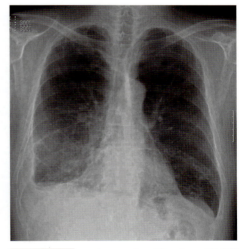

図2-18　pleural effusion（胸膜炎による胸水）（右肺）（胸部単純X線）

間質性肺炎

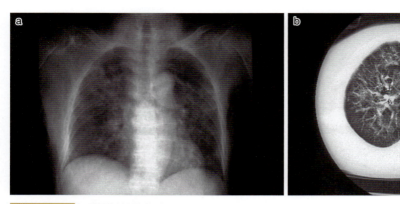

図2-19 間質性肺炎①
a：胸部単純X線，b：胸部単純CT．両側にびまん性のすりガラス陰影がみられる．

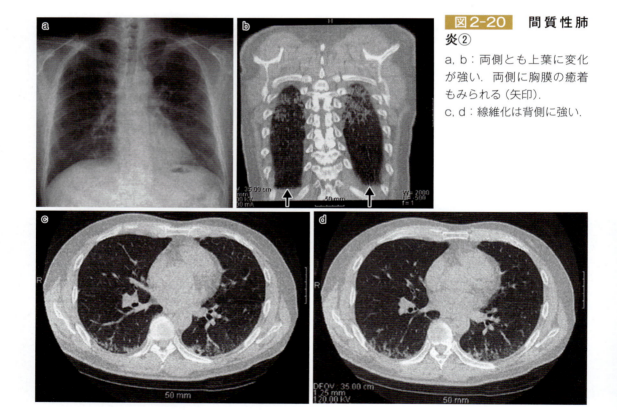

図2-20 間質性肺炎②
a, b：両側とも上葉に変化が強い．両側に胸膜の癒着もみられる（矢印）．
c, d：線維化は背側に強い．

種々の紅斑

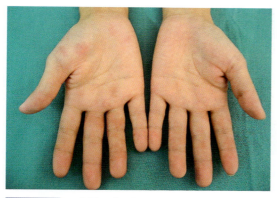

図3-5　手掌の紅斑

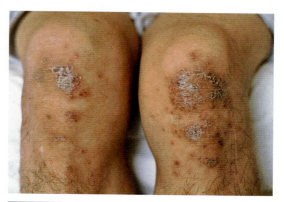

図3-6　膝の円板状紅斑

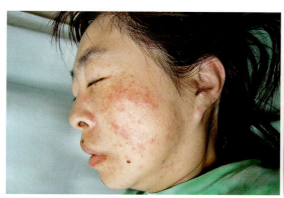
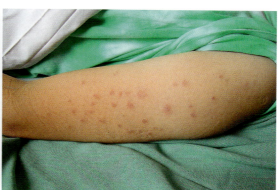

図3-7　顔面と前腕部の円板状紅斑

図3-8　顔面から頸部にかけての紅斑

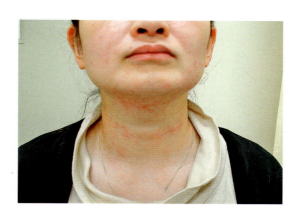

皮疹の組織像

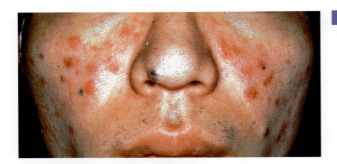

図3-9　顔面の円板状紅斑②

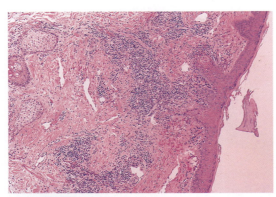

図3-10　真皮上層の血管周囲の細胞浸潤

HE染色.

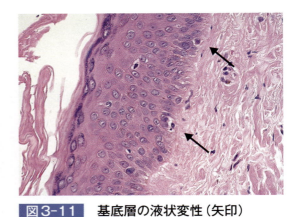

図3-11　基底層の液状変性（矢印）

HE染色．通常，基底層には免疫グロブリンの沈着が認められる．

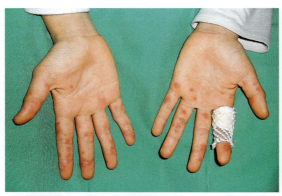
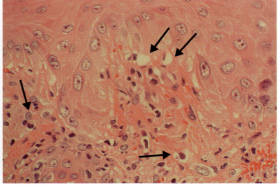

図3-12　皮疹の組織像

a：手指の円板状紅斑．
b：基底層の液状変性（矢印）（HE染色）．

口腔内潰瘍と関節炎

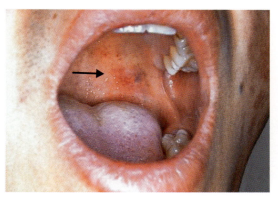

図3-13 口腔内の浅い潰瘍（矢印）
通常，痛みはない．

図3-14 口腔内の潰瘍

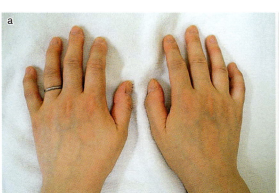
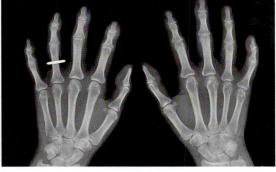

図3-15 手指の関節炎
a：PIP関節の腫脹を認める．
b：単純X線画像では骨の変化はみられない．

手の変形

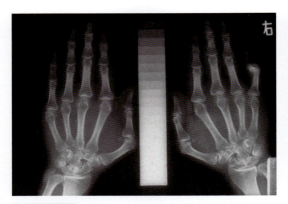

図3-16 SLEにおける手指の変形①
単純X線．骨破壊はみられない．

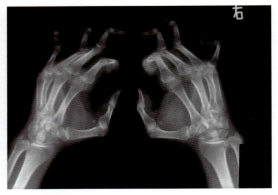

図3-17 SLEにおける手指の変形②
単純X線．関節包の炎症が原因のため，骨の破壊はきたさない．

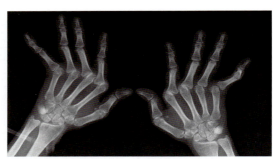

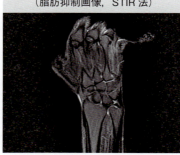
冠状断
（脂肪抑制画像，STIR法）

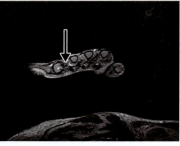
MP関節横断像
（脂肪抑制画像，STIR法）

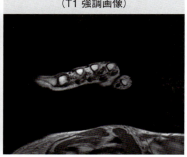
MP関節横断像
（T1強調画像）

図3-18 ジャクー変形
上段：単純X線．両手の第2～5指の尺側偏位と第1指DIP関節の過伸展がみられる．
下段：右手のMRI．左の冠状断，脂肪抑制short time inversion recovery (STIR)法では，手根骨には骨浮腫，侵食，びらん像はみられない．中央に示すMP関節横断像ではSTIR法により第5MP関節に小さな高信号がみられるが（矢印），右のT1強調画像では等信号であり，骨浮腫像と考えられ，骨びらんとは判定できない．

心膜炎と胸膜炎

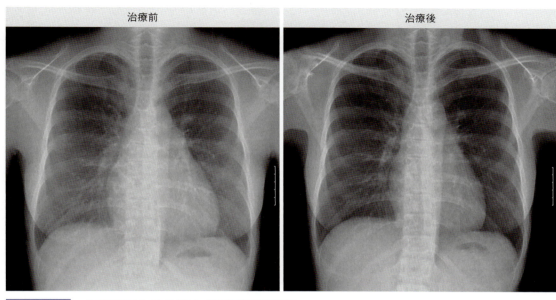

図3-19　心膜炎による心拡大（胸部単純X線）

治療後は軽快している．

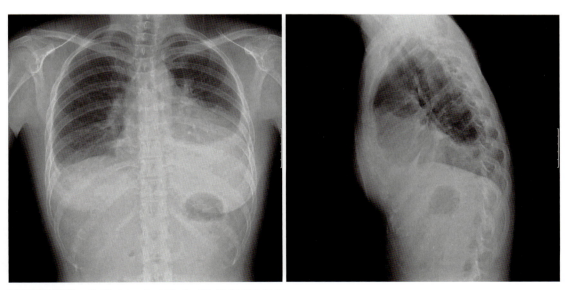

図3-20　胸膜炎による胸水（胸部単純X線）

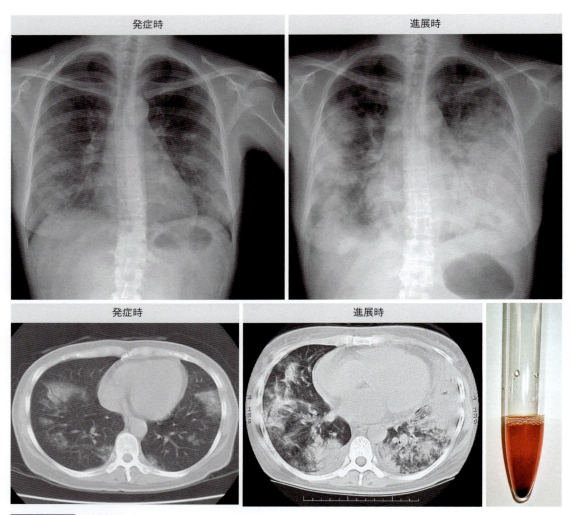

図3-21 肺胞出血

上段：胸部単純X線.
下段：胸部単純CT（air bronchogramを伴う浸潤影）と気管内吸引物（血性）.

腎障害

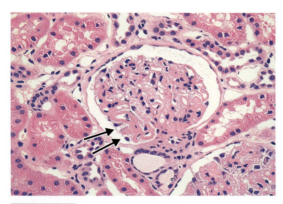

図3-22 ループス腎炎①
wireloop lesion（矢印）がみられる（HE染色）.

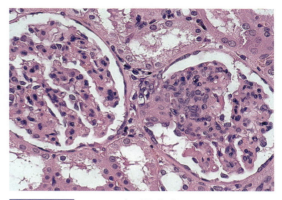

図3-23 ループス腎炎②
メサンギウムの増殖がみられる（HE染色）.

図3-24 ループス腎炎③
蛍光抗体法ではIgGの顆粒状の沈着がみられる.

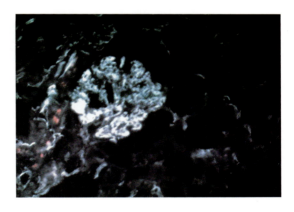

ループス腹膜炎

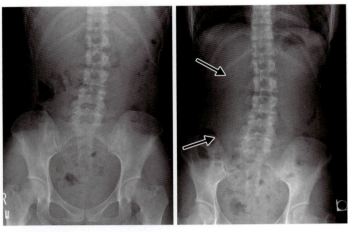

図3-25 ループス腹膜炎①

腹部単純X線写真では異常を認めないことも多い．右の腎臓の陰影がやや拡大している（矢印）．

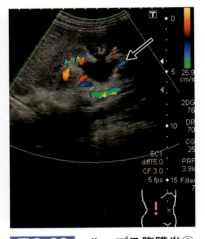

図3-26 ループス腹膜炎②

腎臓のエコーでは腎盂の拡張（水腎症）がみられる（矢印）．

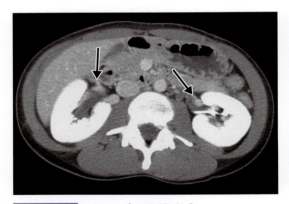

図3-27 ループス腹膜炎③

腎盂の拡張（右＞左）（矢印）（腹部造影CT）．

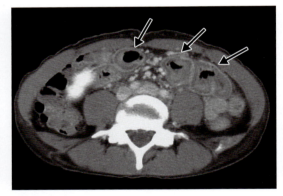

図3-28 ループス腹膜炎④

空腸を中心とする腸管壁の肥厚（矢印）（腹部造影CT）．

眼底の血管炎と大腿骨頭壊死

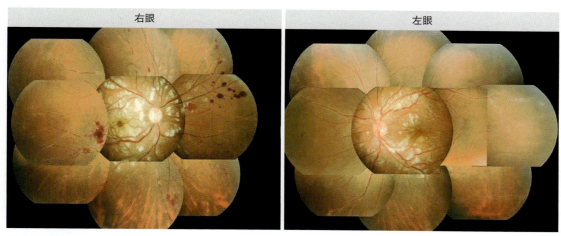

図3-29 眼底所見
網膜血管炎による両眼の白斑（cytoid body）と右眼の出血.

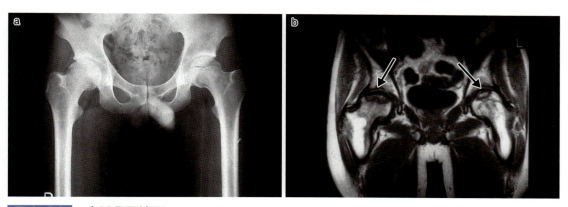

図3-30 大腿骨頭壊死
a：右股関節痛の発症時には単純X線写真では壊死などははっきりしない.
b：MRIで壊死が認められる（右＞左）（矢印）.

4 ループス腎炎

疾患の概念

全身性エリテマトーデス（SLE）においては，中枢神経症状（中枢神経ループス）とともに糸球体腎炎（ループス腎炎［lupus nephritis］）は予後を決定する難治性病態の一つである．ループス腎炎は病理組織学的にいくつかの型に分類され，各組織型により予後や治療方針が異なる．ループス腎炎の頻度はSLEの約50％といわれ，重篤な場合はネフローゼ症候群を呈したり，透析に至ることがある．

病態

ループス腎炎の基本病態はⅢ型アレルギーであり，定型的には抗DNA抗体とDNAにより形成される免疫複合体が腎糸球体に沈着し，そこに補体が結合して炎症が惹起される．あるいは先に抗原が沈着して，その後抗体が結合する可能性も考えられる．最近，抗リボソームP抗体が特にV型のループス腎炎の病態に関与する可能性が示唆されている．抗DNA抗体を含む免疫複合体が主として内皮下やメサンギウムに，抗リボソームP抗体を含む免疫複合体が主として上皮下に沈着する可能性が考えられる（**図1**）．

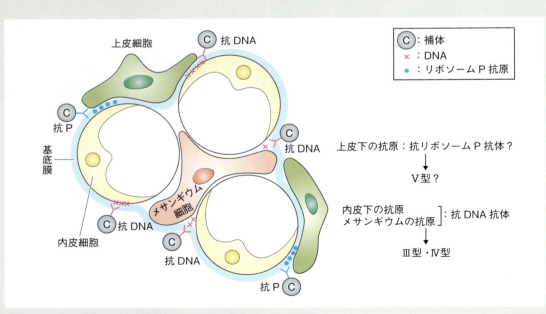

図1　ループス腎炎の病態

ループス腎炎の組織型（1）

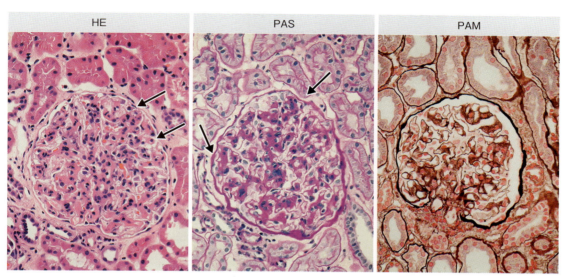

図4-1 Ⅳ型のループス腎炎

メサンギウム細胞の増殖（矢印）（HE染色），メサンギウムの拡大（矢印）（PAS染色）を認めるが，糸球体係蹄壁の肥厚は目立たない（PAM染色）．

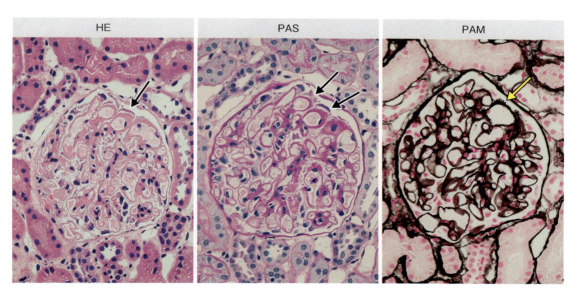

図4-2 Ⅴ型のループス腎炎

メサンギウムの拡大や細胞増殖は軽微だが，糸球体の係蹄壁の肥厚が目立つ（wireloop lesion）（黒矢印）（HE染色，PAS染色），PAM染色では本型に特徴的なスパイクが認められる（黄矢印）．

ループス腎炎の組織型（2）

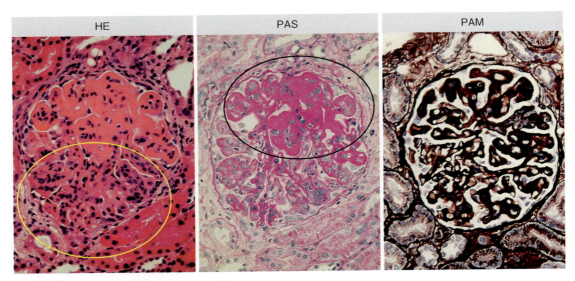

図4-3 Ⅳ型＋Ⅴ型のループス腎炎

メサンギウム細胞の増殖（黄円）（HE染色）と糸球体係蹄壁の著明な肥厚（黒円）（PAS染色，PAM染色）が混在する．

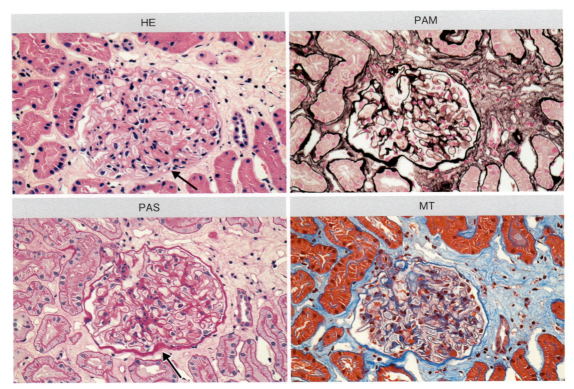

図4-4 抗DNA抗体陰性，抗リボソームP抗体陽性のループス腎炎（Ⅴ型）

メサンギウムの拡大や細胞増殖は軽微で，糸球体の係蹄壁の肥厚を示す（矢印）．

肺胞出血とループス腎炎（1）

図4-5　肺胞出血①
発症時（a）と死亡直前（b）（胸部単純X線）.

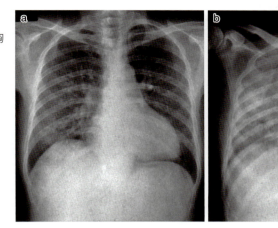

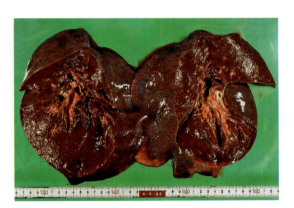

図4-6　肺胞出血②
剖検時の肺の肉眼所見.

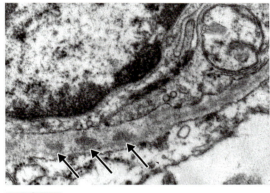

図4-7　肺胞出血の電子顕微鏡所見
肺胞毛細血管基底膜への免疫複合体の沈着がみられる（矢印）.

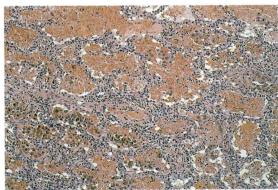

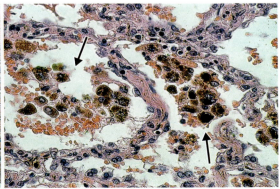

図4-8　肺胞出血の病理組織像
肺胞隔壁の毛細血管炎と肺胞内のヘモジデリン貪食マクロファージ（矢印）（HE染色）.

肺胞出血とループス腎炎（2）

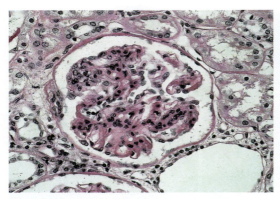

図4-9 肺胞出血に合併したⅣ型ループス腎炎①

メサンギウム細胞の増殖を認める（HE染色）．

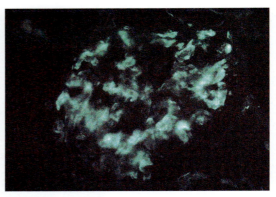

図4-10 肺胞出血に合併したⅣ型ループス腎炎②

蛍光抗体法での腎糸球体へのIgGの沈着．

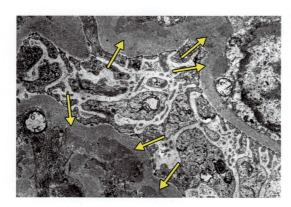

図4-11 肺胞出血に合併したⅣ型ループス腎炎③

電子顕微鏡所見．腎糸球体の上皮下への免疫複合体の沈着（黄矢印）．

5 中枢神経ループス

疾患の概念

　全身性エリテマトーデス（SLE）の約20〜40％に多彩な中枢神経症状がみられる（neuropsychiatric SLE, NPSLE）．1999年のACRの分類では，NPSLEを局所病変を主とした neurologic syndromes（神経病変）と高次脳機能異常を主とした diffuse psychiatric/neuropsychological syndromes（ループス精神病）に分け，後者を acute confusional state, anxiety disorder, cognitive dysfunction, mood disorder, psychosisの5つに細分化している．

　SLEでは副腎皮質ステロイドの増量後に精神症状の出現や増悪がしばしばみられるが，これは単なる steroid psychosis ではなく，ループス精神病が副腎皮質ステロイドにより顕在化したと考えられる．

病　態

　NPSLEではCSF Ig indexや髄液中のIL-6やIFN-αが上昇する（**図1**）．ループス精神病では，血清中抗リボソームP抗体（抗P抗体）と髄液中の抗神経細胞抗体の上昇がみられる．抗P抗体はヒト末梢血単球からのVEGFやTNF-αの産生を増強することから，脳血液関門の障害により抗体の流入を促進する可能性がある．一方，髄液中の抗神経細胞抗体には，抗P抗体，抗NMDAレセプターNR2抗体がある．また，抗Sm抗体も神経細胞と結合し，急性錯乱状態の髄液中で高値を示す．これらの抗体の髄液中の上昇には，中枢神経内での産生よりも脳血液関門の障害による流入が重要であると考えられる．最近，ミクログリアの活性化が病態に関与することが注目されている．

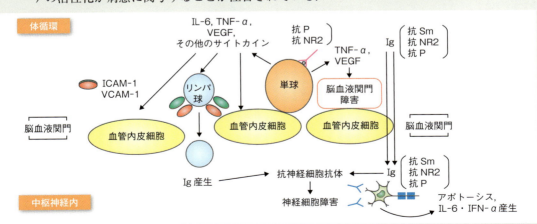

図1　中枢神経ループスの病態

Acute confusional state（急性錯乱状態）

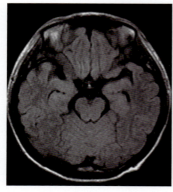
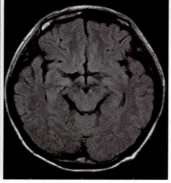

図5-1 頭部MRI①（FLAIR画像）

この症例ではFLAIRには全く異常を認めない．

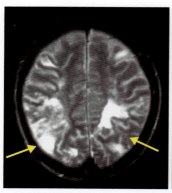
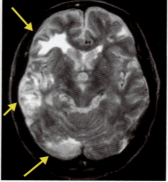

図5-2 頭部MRI②（T2強調画像）

白質，灰白質にびまん性の高信号域がみられる（黄矢印）．

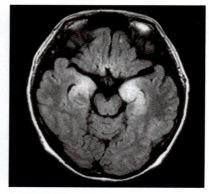

図5-3 頭部MRI③（FLAIR画像）

両側海馬に高信号域がみられる（辺縁系脳炎）．

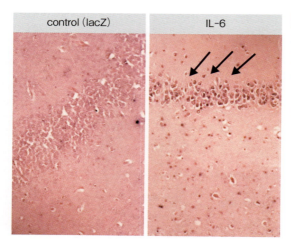

図5-4 Acute confusional stateにおける海馬の顆粒細胞層でのIL-6 mRNAの発現（矢印）

抗神経細胞抗体の結合により神経細胞のIL-6 mRNAの上昇が誘導されたものと考えられる（*in situ* hybridization）．

Demyelinating syndrome（脱髄病変）(1)

図5-5 症例1：Demyelinating syndrome

MRIで脊髄（黄矢印）と中脳水道（青矢印）に高信号域を認める．

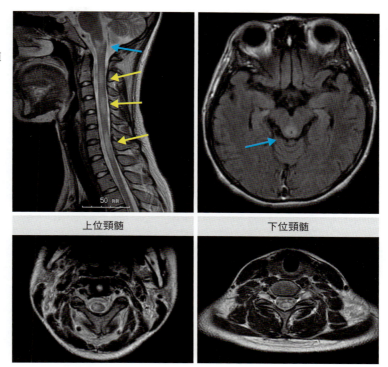

上位頸髄　　　下位頸髄

図5-6 症例2：頭痛，めまい，嘔吐，抗アクアポリン4抗体陽性の症例

頭部MRIで脳室の周囲に高信号域，右下では脳梁近傍の白質にも高信号域を認める（矢印）．

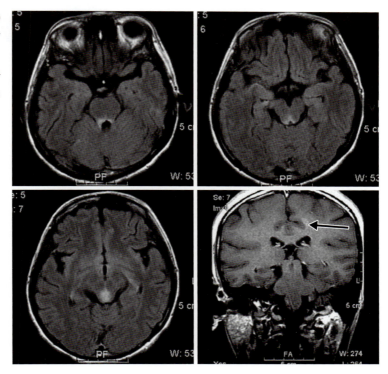

Demyelinating syndrome（脱髄病変）（2）

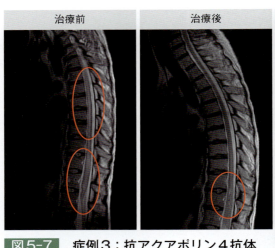
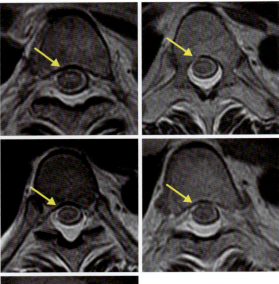

図5-7 症例3：抗アクアポリン4抗体陽性の脊髄炎

左：縦断像．頸部および胸部上下方向に長い高信号（赤円），アクアポリン4抗体陽性であった．
右：横断像．T2強調画像において横断像でも広範囲に高信号を認めた（黄矢印）．

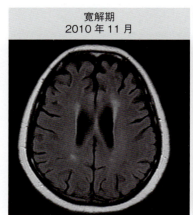
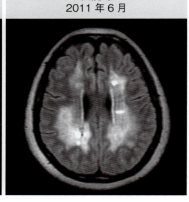

図5-8 症例4：Demyelinating syndromeの頭部MRI所見（FLAIR画像）

寛解期と比べると，FLAIRにおいて両側側脳室周囲に広範囲にわたる左右対称性の淡い高信号域と，強い高信号を呈する多発性の結節状構造を認めた．

Myelitis（脊髄炎）

図5-9 横断性脊髄炎ののちに急性錯乱状態をきたしたSLE患者の脊髄MRI（左）と頭部MRI（右）（FLAIR画像）

脳幹，小脳を中心に高信号域がみられる（黄矢印）．

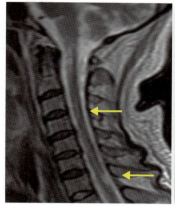
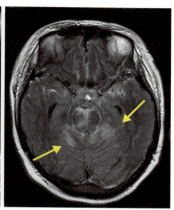

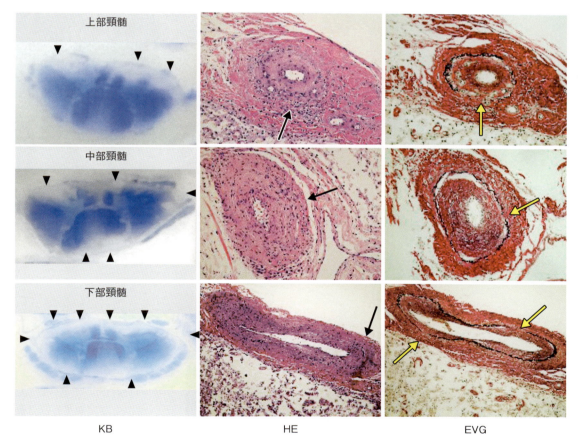

図5-10 横断性脊髄炎ののちに急性錯乱状態をきたしたSLE患者の脊髄（頸髄）病理組織像

矢頭は髄鞘の脱落部分を示す．下部頸髄では全体に髄鞘の著明な脱落を認めるが，脊髄全長にわたって動脈炎を認める．すなわち，HE染色で動脈壁の炎症細胞浸潤（黒矢印），EVG染色で内弾性板の断裂（黄矢印）を認める．（図5-9と同一症例）

脳幹と大脳の血管炎

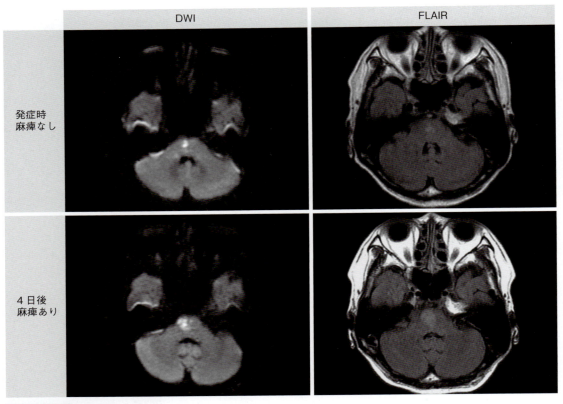

図5-11 脳幹の血管炎
発症時は麻痺などを認めなかったが，病巣の広がりとともに症状は顕在化した（頭部MRI）．

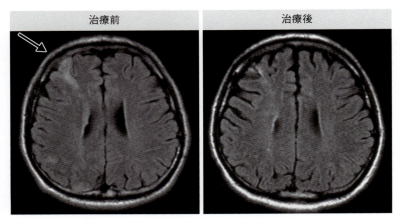

図5-12 進行性の左上肢の感覚障害と脱力および小脳失調をきたしたSLEの一例
治療前にみられた高信号域（矢印）は治療により縮小している（頭部MRI）．本症例は血管炎による"Reversible focal neurological deficit"と考えられる．

Autonomic disorder（自律神経障害）(1)

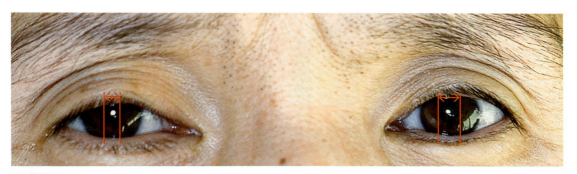

図5-13 眼所見

眼瞼下垂：なし，瞳孔：右5mm 左7mm，左右差：あり，左のAdie瞳孔を示す．対光反射：左で遅延，近見瞳孔反応：減弱しているが保たれている，顔面知覚正常・顔筋正常，顔面発汗左右差あり（右＞左）．

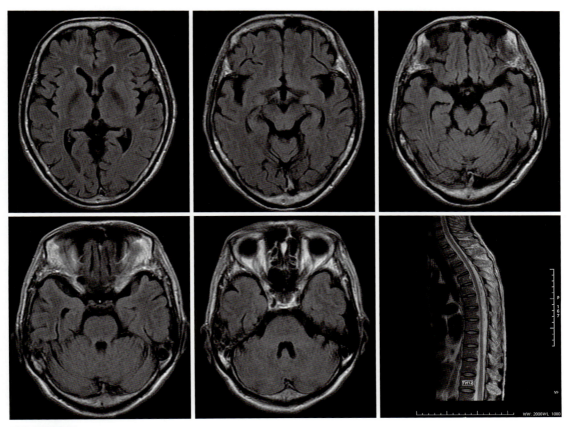

図5-14 頭部・頸椎MRI

図5-13の症例の頭部および頸椎のMRIでは特に異常を認めなかった．

Autonomic disorder（自律神経障害）（2）

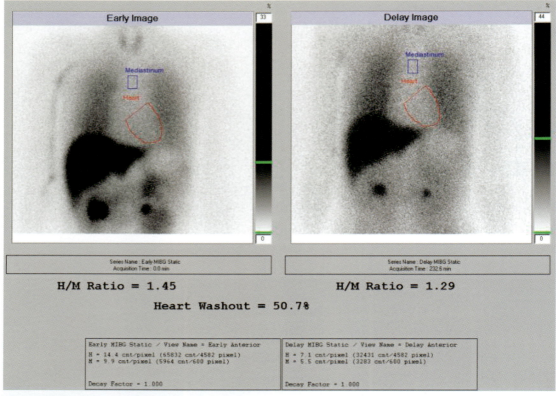

図5-15 ¹²³I-MIBG 心筋シンチグラフィー

本症例では，Early（左），Delay（右）ともに左心室心筋へのトレーサー分布がほぼ全周性に欠損している（円）．左心室心筋は交感神経終末部での広範な高度障害を示すと考えられ，診断的価値がある．
（図5-13，5-14と同一症例）

PRES（可逆性白質脳症）と RCVS（可逆性脳血管攣縮症候群）

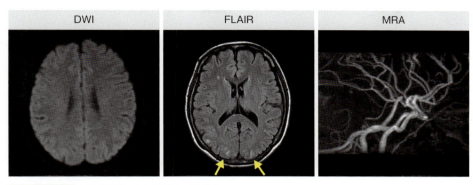

図5-16　PRESのMRIとMRA

FLAIRで両側後頭葉皮質に高信号を認め（黄矢印），PRESと診断された．MRI DWIやMRAでは異常は認めなかった．PRES：posterior reversible encephalopathy syndrome．

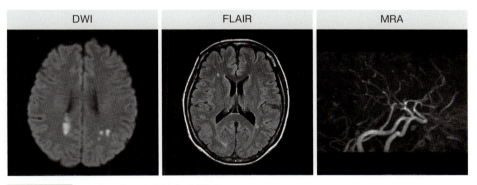

図5-17　RCVSのMRIとMRA

MRAで両側の頸動脈や椎骨動脈以降の頭蓋内血管分枝で不整な狭小化を認め（右），MRI DWIで脳梗塞を認め（左），RCVSと診断した．RCVS：reversible cerebral vasoconstriction syndrome．

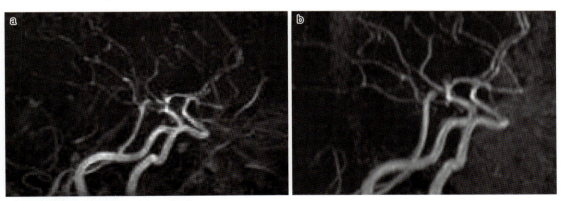

図5-18　RCVSの治療経過

脳梗塞に対して抗凝固療法を開始し，SLEに対してステロイドパルス療法を開始した．その後，神経症状は軽快したがMRAで脳血管は発症時と変化なく（a），第50病日よりCa拮抗薬ロメリジンを開始した．開始後は脳血管の狭小化の改善を認めた（b）．（図5-17と同一症例）

6 抗リン脂質抗体症候群

疾患の概念

　抗リン脂質抗体症候群（anti-phospholipid antibody syndrome, APS）は，動静脈の血栓症や習慣性流産などをきたす．血清中の抗カルジオリピン抗体（抗β_2-グリコプロテインI抗体）またはループス抗凝血素（lupus anti-coagulant, LAC）を2回以上証明することが診断に必要である．動脈のほうが頻度が高く，動脈血栓の多くは脳血管に生じる．

　APSは原発性APSと，膠原病に続発する二次性APSに大別される．わが国の患者数は約1万人である．まれに，全身の多臓器を障害する予後不良な劇症型APSがみられる．

病　態

　抗リン脂質抗体は，カルジオリピンなどのリン脂質に結合したβ_2-グリコプロテインI（β_2-GPI）と反応する．また，ホスファチジルセリン依存性抗プロトロンビン抗体も抗リン脂質抗体の一つである．これらは in vitro でLAC活性を有する．β_2-GPIは5個のshort consensus repeat（巻き寿司の形をしていることから sushi domain と呼ばれる）を形成し，カルジオリピンなどと結合すると cryptic epitope が露出され，ここに抗体が結合する（**図1**）．

　血栓の機序としては，β_2-GPIのリン脂質依存性凝固反応の抑制作用が抗体により阻害されること，抗体が直接血管内皮細胞に作用し機能の変調をきたすことが考えられる．

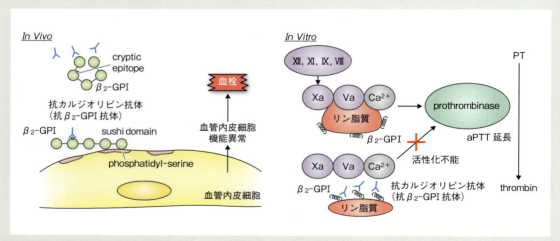

図1　APSの病態

出血性脳梗塞（1）

図 6-1 抗リン脂質抗体陽性のループス精神病の一例

頭部 MRI で出血（黄矢印）を伴った脳梗塞を認める．

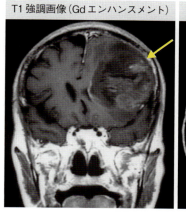
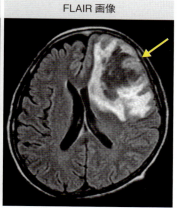

図 6-2 APS による脳血管の閉塞と出血

中央にみられる血栓（黒矢印）の周辺に出血（青矢印）がみられる（HE 染色）．

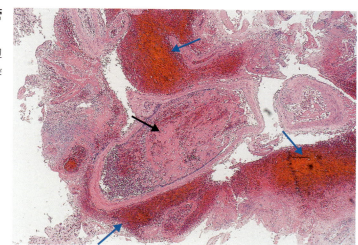

図 6-3 APS による脳血管の閉塞

a：中型の動脈にみられた層状の弾性線維の増殖（血栓症に続発）（矢印）．
b：a の周囲に形成された側副血管にも血栓がみられる（矢印）（EVG 染色）．

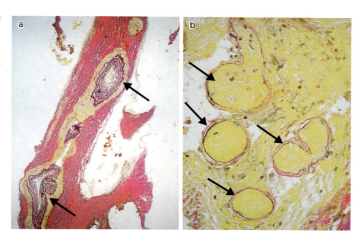

出血性脳梗塞（2）

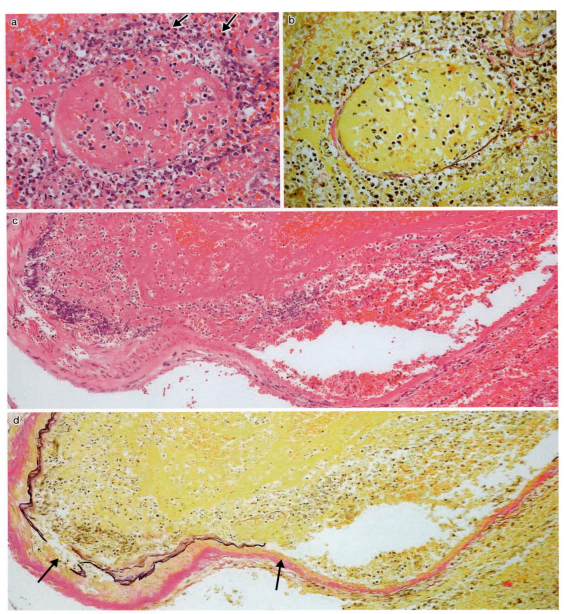

図 6-4　APSに合併した血管炎

a, b：血栓とともに動脈壁の細胞浸潤を認める（矢印）（HE染色，EVG染色），c, d：動脈壁には浸潤した炎症細胞による弾性板の断裂がみられる（矢印）（HE染色，EVG染色）．

脳梗塞と末梢神経障害

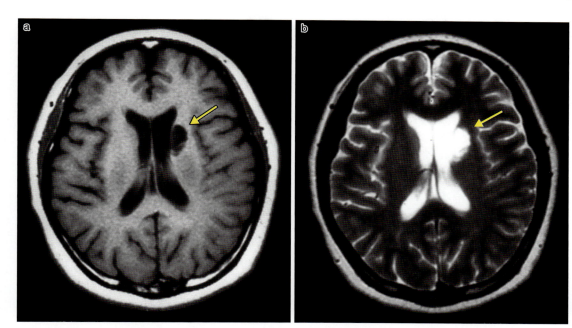

図6-5 抗リン脂質抗体陽性患者にみられた無症候性の脳梗塞（黄矢印）（頭部MRI）

a：T1強調画像で低信号域.
b：T2強調画像で高信号域.

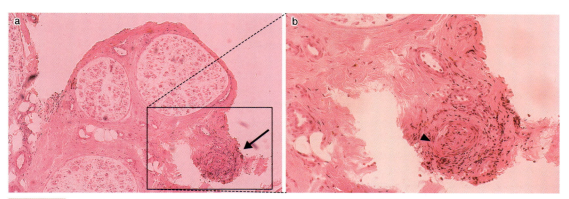

図6-6 図6-5と同一症例にみられた末梢神経障害の神経生検

a：神経栄養血管に変化を認める（矢印）（HE染色）.
b：強拡大で器質化した血栓による閉塞と軽度の細胞浸潤を認める（矢頭）.

7 全身性硬化症（強皮症）

疾患の概念

全身性硬化症（強皮症）(systemic sclerosis, SSc) の特徴は皮膚硬化症状とレイノー (Raynaud) 現象で，これにさまざまな肺，消化管，心，腎の臓器障害を伴う．症状の程度と進行度は個人差が大きい．

限局性皮膚硬化型とびまん性皮膚硬化型，およびほかの膠原病との重複症候群に分類される．一般に皮膚硬化の進行例ほど重症であるが，皮膚硬化の程度と臓器障害度とは必ずしも一致しない．

男女比は 1：10 で好発年齢は 30〜60 歳である．わが国の患者数は約 27,800 人である．

病態

強皮症の病態には種々の自己抗体が主要な役割を果たす．特に，抗 Scl-70（DNA トポイソメラーゼI）抗体，抗 RNA ポリメラーゼIII抗体，抗セントロメア抗体，抗 U1-RNP 抗体が重要で，前 2 者は主として皮膚の硬化に，後 2 者は血行障害に関与する．これらの自己抗体産生には種々の遺伝的素因が関係するが，外因は不明である（**図 1**）．

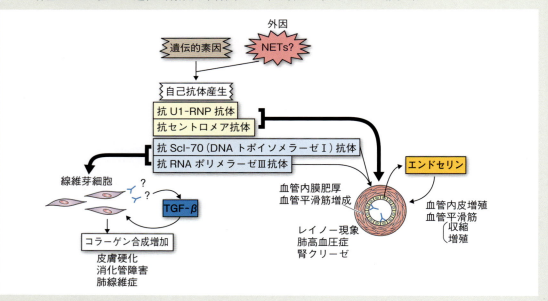

図 1 SSc の病態

NETs：neutrophil extracellular traps

特徴的な臨床症状

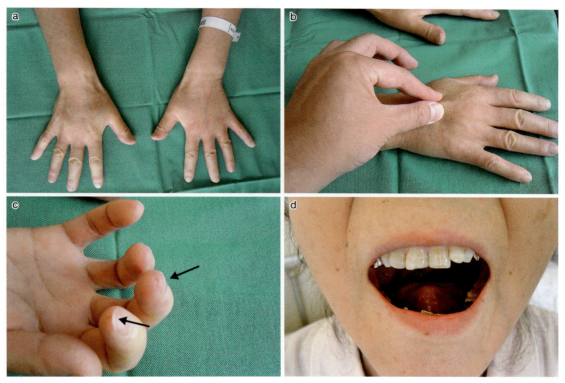

図7-1 SSc患者の臨床症状
a：手指の硬化，b：手背の硬化，c：指先の潰瘍性瘢痕（矢印），d：舌小帯の短縮．

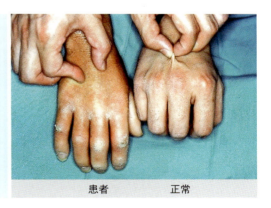

図7-2 modified Rodnan Total Skin Score
1：large pinchでの皮膚が厚い，2：small pinchができない，3：large pinchもできない．
右に示すのは3点の皮膚硬化．
10～19点：moderate，20～29点：severe，30点以上：very severe．

病理組織像

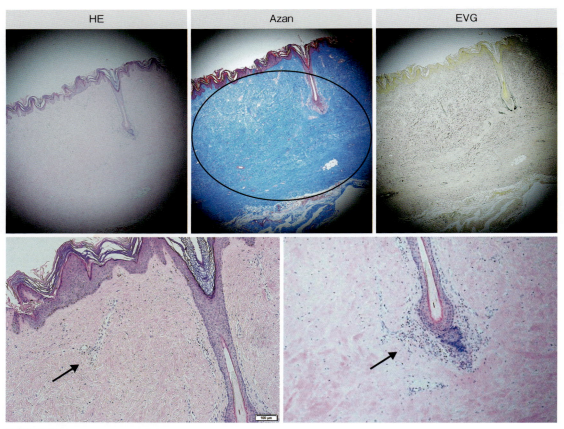

図7-3 SSc患者の皮膚の病理組織像
上段では真皮の膠原線維の著明な増生を認める（Azan染色で青く染まっている）．下段では真皮内と毛根周囲の単核球浸潤を認める（矢印）．

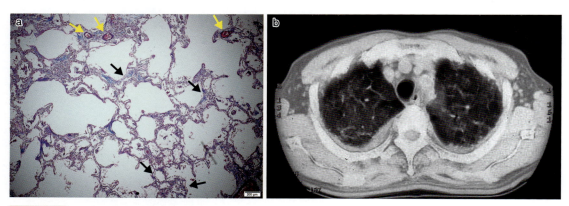

図7-4 SSc患者の肺の病理組織像
a：肺胞隔壁の線維化による肥厚（黒矢印），血管の内膜肥厚（黄矢印）（Azan染色），b：同部位の胸部単純CT像．

レイノー現象と限局型 SSc

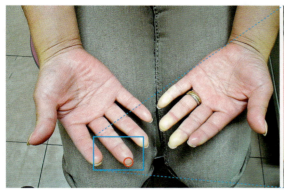

図 7-5 SScの手指の循環障害

左手指のレイノー現象，右第 3 指の潰瘍性瘢痕を認める（円）．

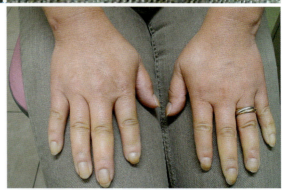

図 7-6 CREST症候群（限局型SSc）（軽症例）

軽度の手指の硬化を認める．

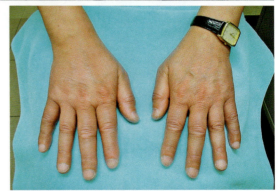

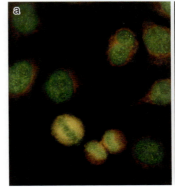
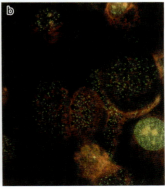

図 7-7 a：斑紋型の抗核抗体，b：散在斑紋型の抗核抗体（抗セントロメア抗体）

指の血行障害による変化

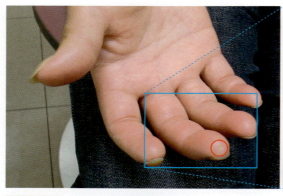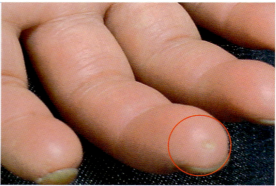

図7-8 指先の潰瘍性瘢痕（円）

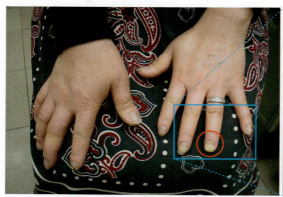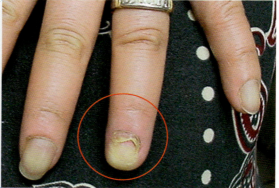

図7-9 手指の爪の変形と爪上皮の延長（円）

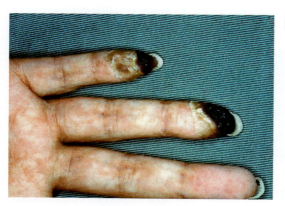

図7-10 指先の壊死

指の種々の変化

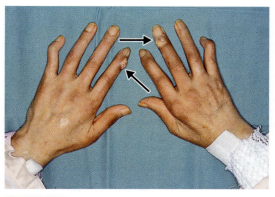

図7-11　SScの皮下の石灰化①（矢印）

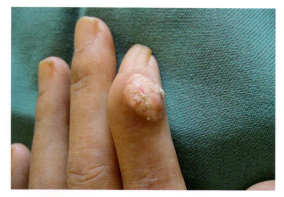

図7-12　SScの皮下の石灰化②

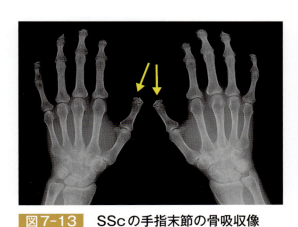

図7-13　SScの手指末節の骨吸収像

第1指の末節はクローバー状変形をしている（黄矢印）（単純X線）．

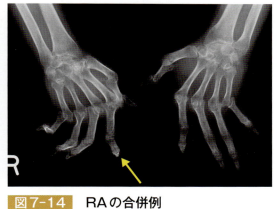

図7-14　RAの合併例

指尖の骨吸収もみられる（黄矢印）（単純X線）．

消化管の運動異常

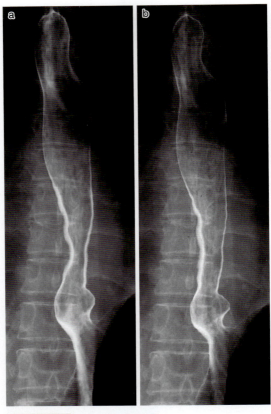

図7-15 食道の拡張①
バリウム通過後，食道の二重造影像がみられる．時系列はa→bである．

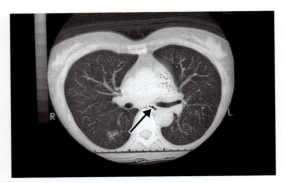

図7-16 食道の拡張②（矢印）（胸部単純CT）

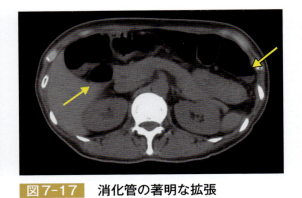

図7-17 消化管の著明な拡張
一部鏡面形成（ニボー）もみられる（黄矢印）（腹部単純CT）．

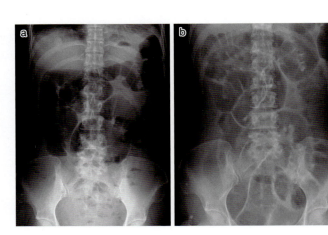

図7-18 麻痺性イレウスによる小腸と大腸の拡張（腹部単純X線）
a：立位正面像．
b：仰臥位正面像．

腸管嚢気腫症（1）

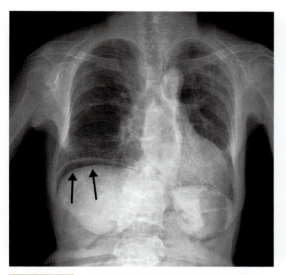

図7-19 胸部単純X線①（立位正面像）
横隔膜の下に free air を認める（矢印）.

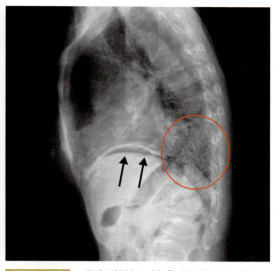

図7-20 胸部単純X線②（立位側面像）
横隔膜の下に free air を認める（矢印）. 背部には間質性肺炎もみられる（赤円）.

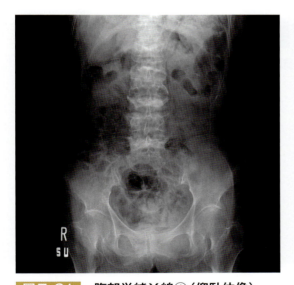

図7-21 腹部単純X線①（仰臥位像）
free air は明らかではない.

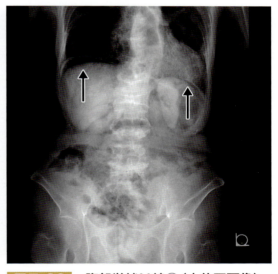

図7-22 腹部単純X線②（立位正面像）
free air を両側の横隔膜下に認める（矢印）.
（図7-21と同一症例）

腸管嚢気腫症（2）

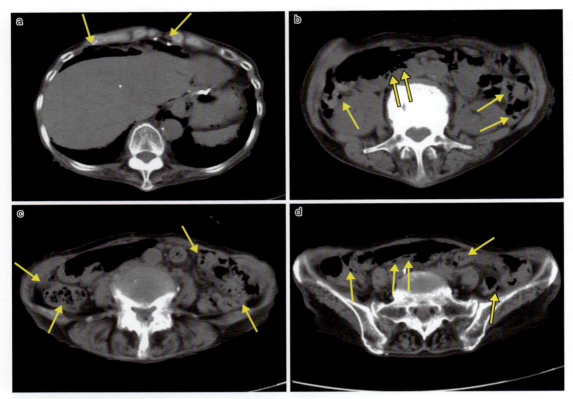

図7-23 腸管嚢気腫による free air（黄矢印）（腹部単純CT）
a：腹腔内．
b〜d：腸管壁．

間質性肺炎

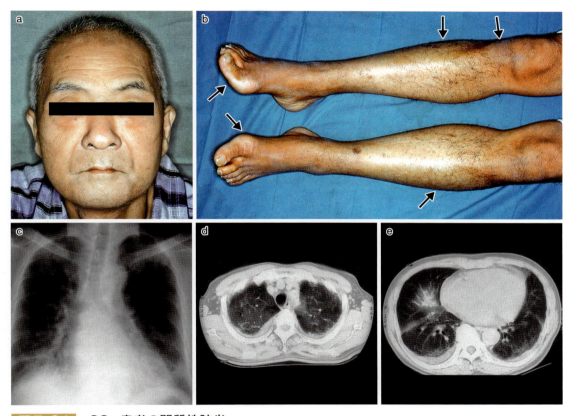

図7-24 SSc患者の間質性肺炎
a：口唇の周囲の皺．
b：足の色素沈着と色素脱失（矢印）．
c：胸部単純X線，d, e：胸部単純CT．間質性肺炎と心拡大を認める．

図7-25 胸部単純CT画像（間質性肺炎）

両側下肺野に蜂巣肺を認める．

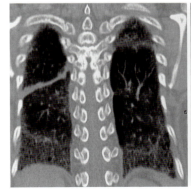
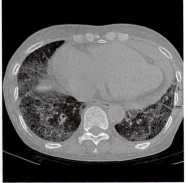

心不全とGAVE

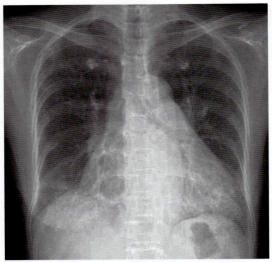

図7-26 **胸部単純X線**
CTR：70%，左心不全．全体的にやや肺の透過性が不良で間質影を疑う所見．

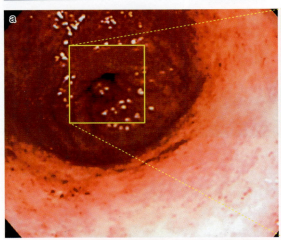
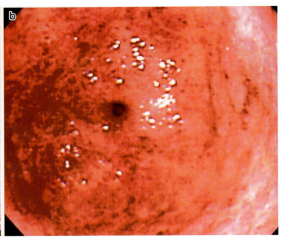
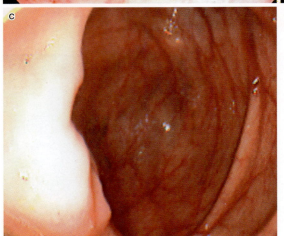

図7-27 **胃前庭部毛細血管拡張症(GAVE)**
a：上部消化管内視鏡所見．充血と毛細血管の拡張を認める．
b：aの拡大．
c：下部消化管内視鏡所見．大腸にも毛細血管の拡張がみられる．

心膜炎と肺高血圧（1）

図7-28 超音波所見
心嚢水（赤矢印）と右心室（RV）の拡張を認める．

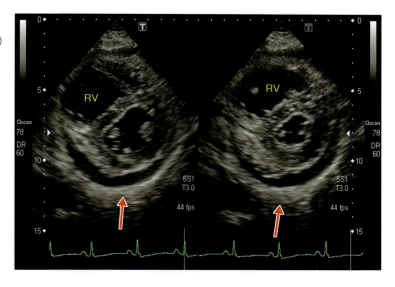

図7-29 肺血流シンチグラフィー
肺血流の明らかな欠損領域はない．
（図7-28と同一症例）

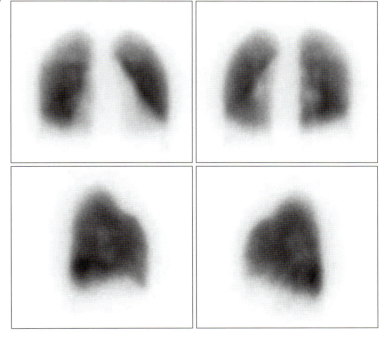

心膜炎と肺高血圧（2）

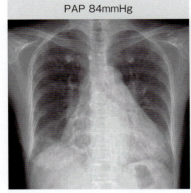
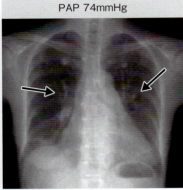

図7-30 胸部単純X線
ステロイド治療により，心嚢水が減少し心陰影はやや縮小したが，右肺動脈の拡張と左の2弓の突出は残存（矢印）．

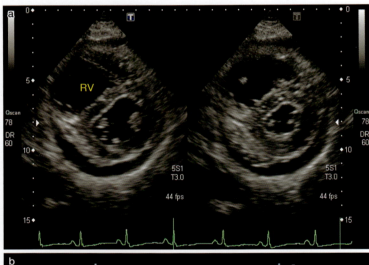

図7-31 超音波所見の比較
a：ボセンタン投与前．
b：ボセンタン投与5ヵ月後．
ボセンタンの治療により右心室（RV）の縮小を認める．心嚢水も減少している．

SSc 腎クリーゼ

図7-32 口の周りの皮膚硬化による皺（a）と手指の潰瘍性変化（b）（矢印）

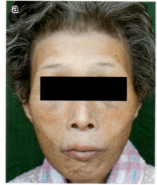
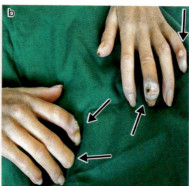

図7-33 眼底所見

網膜出血と軟性白斑を認める．Keith-Wagener 分類Ⅲ群，血圧：176/123 mmHg．

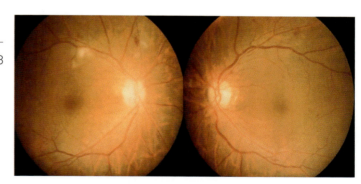

図7-34 手指の単純X線

皮下に軽度の石灰化を認める（矢印）．

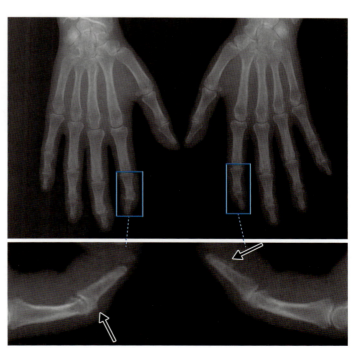

SSc の鑑別疾患

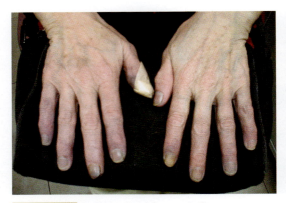

図 7-35　手のバージャー病①
手指のチアノーゼ．

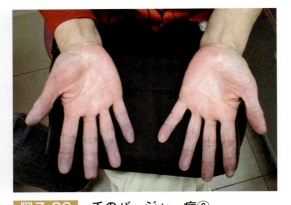

図 7-36　手のバージャー病②
手指のチアノーゼ．バージャー病でもレイノー現象が出現する（写真には出現していない）．

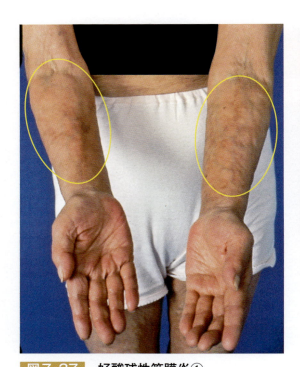

図 7-37　好酸球性筋膜炎①
前腕の皮膚のみかんの皮様変化（円）．

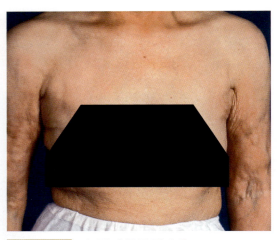

図 7-38　好酸球性筋膜炎②
上腕の皮膚のみかんの皮様変化．

8 多発筋炎・皮膚筋炎

疾患の概念

多発筋炎(polymyositis, PM)は対称性の近位筋の筋痛,筋力低下を主徴とする原因不明の炎症性筋疾患であり,皮膚筋炎(dermatomyositis, DM)はそれに皮膚症状が合併したものである.DMでは,上眼瞼部の紫紅色の浮腫紅斑(ヘリオトロープ疹),関節伸側の落屑性紅斑[ゴットロン(Gottron)徴候],手指の掌側の紅斑(mechanic's hand)が特異的である.男女比は1:3で,発症年齢は10歳未満と30〜50歳に2つのピークを有し,わが国の患者数は約25,000人である.

病態

PM/DMの病型は出現する自己抗体で規定されている.これらの自己抗体の産生には遺伝的素因とウイルス感染や悪性腫瘍などの外因が関与する(図1).最も出現頻度の高いのは抗ARS(アミノアシルtRNA合成酵素)抗体であり(20〜30%),その中でも抗Jo-1抗体の頻度が最も高い(15〜20%).抗SRP(signal recognition particle)抗体はnecrotizing autoimmune myositis(NAM)をきたす(5%).悪性腫瘍と関連する自己抗体には,抗TIFI-γ抗体,抗NXP-2抗体がある.抗Mi-2抗体は小児・成人のDMでみられる(5〜10%).抗MDA5(melanocyte differentiation antigen 5)抗体(抗CADM-140抗体)は,筋症状が乏しく急性進行性の間質性肺炎(びまん性肺胞障害)をきたすDMで出現する(DMの19〜35%).この病型の予後は悪く死亡率が50%を超える.

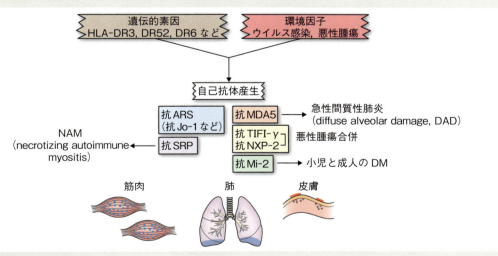

図1 PM/DMの病態

筋肉の画像と病理

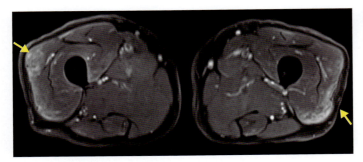

図8-1 大腿造影MRI
高信号域が炎症の強い部位にみられる（矢印）．

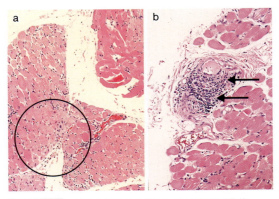

図8-2 PM/DMの筋肉の病理組織像
a：筋線維間への炎症細胞の浸潤（円），b：間質の血管周囲への細胞浸潤（矢印）（HE染色）．

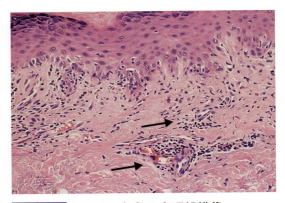

図8-3 DMの皮膚の病理組織像
血管周囲の炎症細胞の浸潤がみられる（矢印）（HE染色）．

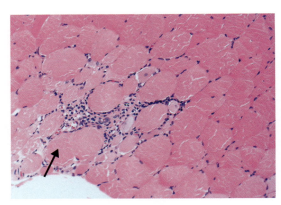

図8-4 筋線維間への炎症細胞の浸潤（矢印）（HE染色）

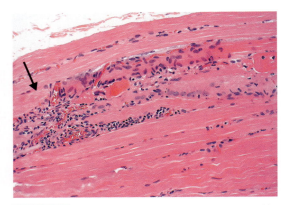

図8-5 血管周囲への炎症細胞の浸潤（矢印）（HE染色）

ヘリオトロープ疹とゴットロン徴候

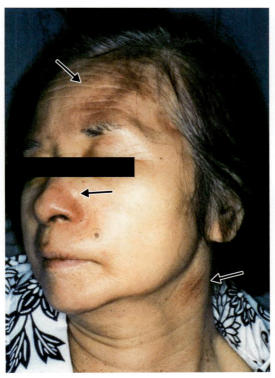

図8-6　前額部と鼻梁と頸部のヘリオトロープ疹（矢印）

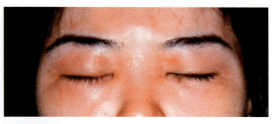

図8-7　眼瞼部分のヘリオトロープ疹

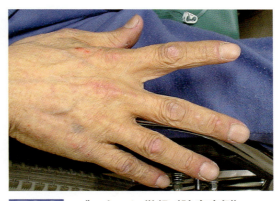

図8-8　ゴットロン徴候（肺癌症例）

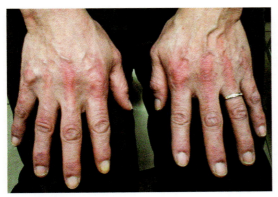

図8-9　ゴットロン徴候と爪周囲の紅斑（肺癌症例）

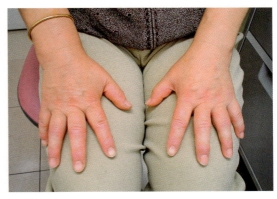

図8-10　ゴットロン徴候と手指の腫脹

ゴットロン徴候

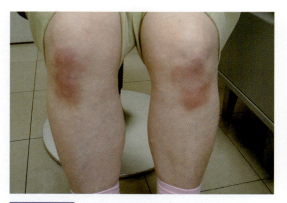

図8-11 ゴットロン徴候（膝）

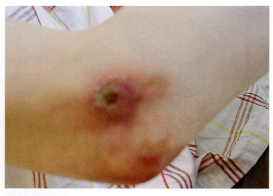

図8-12 ゴットロン徴候（肘）①

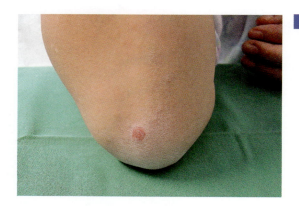

図8-13 ゴットロン徴候（肘）②

非定型的な皮疹

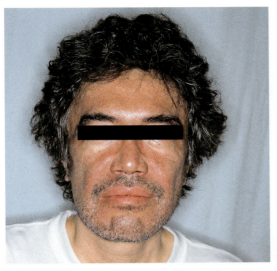

図8-14 DMにみられた顔面の紅斑①
色素沈着を伴っている．

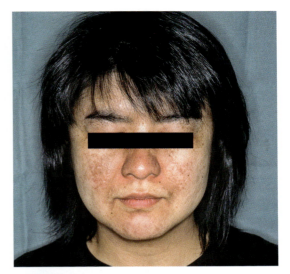

図8-15 DMにみられた顔面の紅斑②
色素沈着を伴っている．

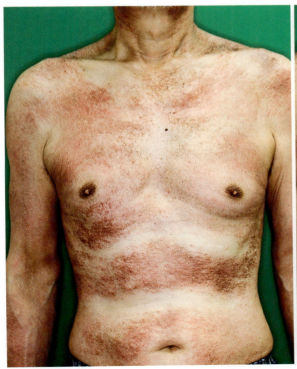
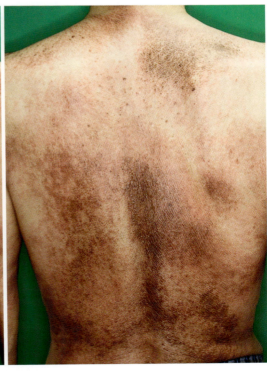

図8-16 DMにみられた前胸部と背部の紅斑
色素沈着を伴っている．

爪周囲紅斑

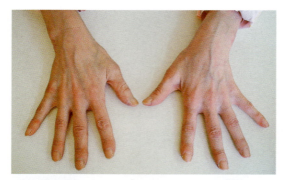
図8-17　ゴットロン徴候と爪周囲の紅斑①

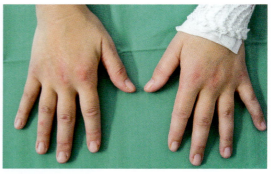
図8-18　ゴットロン徴候と爪周囲の紅斑②

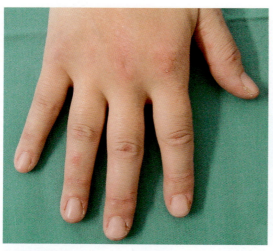
図8-19　ゴットロン徴候と爪周囲の紅斑③
（図8-18と同一症例）

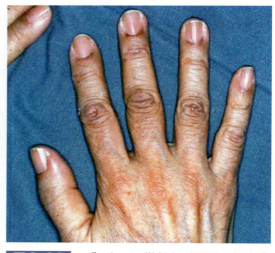
図8-20　ゴットロン徴候と爪周囲の紅斑④

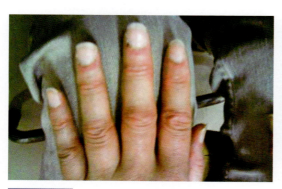
図8-21　ゴットロン徴候と爪周囲の紅斑⑤

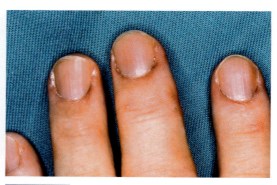
図8-22　爪周囲の紅斑

mechanic's hand

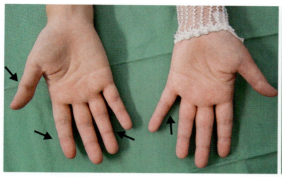
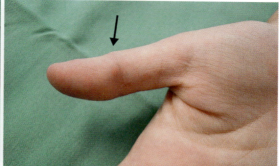

図8-23 逆ゴットロン徴候（mechanic's hand）①（矢印）

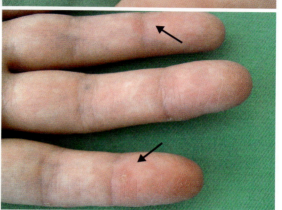

図8-24 逆ゴットロン徴候（mechanic's hand）②（矢印）

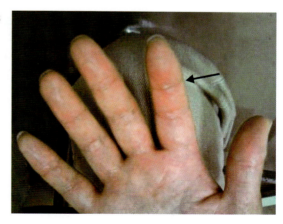

間質性肺炎（びまん性肺胞障害）

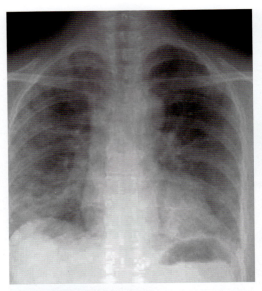

図8-25 間質性肺炎（びまん性肺胞障害）の胸部単純X線

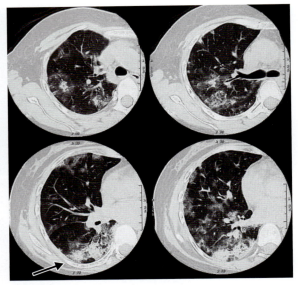

図8-26 DMの抗MDA5抗体陽性例の急性進行性間質性肺炎（びまん性肺胞障害）の単純CT①

気管支透亮像（air bronchogram）がみられる（矢印）．（図8-25と同一症例）

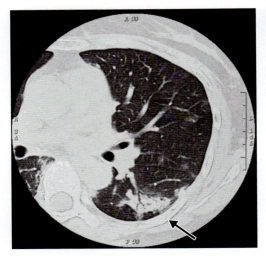

図8-27 DMの抗MDA5抗体陽性例の急性進行性間質性肺炎（びまん性肺胞障害）の単純CT②

肺胞障害を示す気管支透亮像（air bronchogram）を認める（矢印）．

びまん性肺胞障害と縦隔気腫(1)

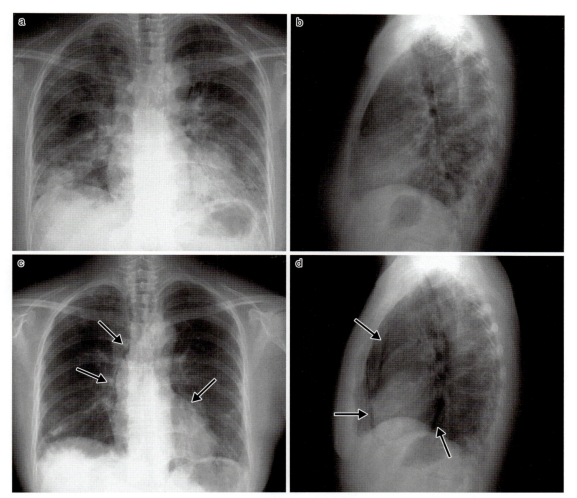

図8-28 DMの抗MDA5抗体陽性例の急性進行性間質性肺炎（びまん性肺胞障害）

a（正面像），b（側面像）：治療前（単純X線）．
c（正面像），d（側面像）：治療1ヵ月後（単純X線）．治療経過中にみられた縦隔気腫．心陰影の周りに空気の層がみえる（矢印）．

びまん性肺胞障害と縦隔気腫（2）

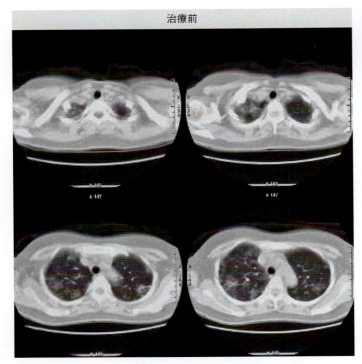

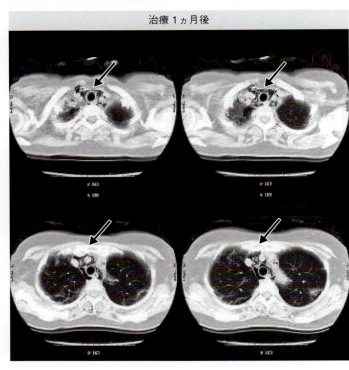

図8-29 DMの抗MDA5抗体陽性例の急性進行性間質性肺炎（びまん性肺胞障害）の治療経過中にみられた縦隔気腫

治療1ヵ月後では，気管の周囲に気腫がみえる（矢印）．

9 混合性結合組織病

疾患の概念

混合性結合組織病（mixed connective tissue disease, MCTD）は，全身性エリテマトーデス（SLE），全身性硬化症（強皮症，SSc），多発筋炎（PM）などの病像が混在し，血清中の抗U1-RNP抗体が高値を示すことを特徴とする．レイノー現象またはソーセージ様の手指の腫脹も必発である．Sharpによって提唱されたときには予後の良い膠原病といわれていたが，その後，肺動脈性肺高血圧症（pulmonary arterial hypertension, PAH）の合併が多いことが明らかになった．PAHは予後を左右する合併症で，一般的にはステロイドだけでは改善せず，プロスタサイクリン，エンドセリン受容体拮抗薬，ホスホジエステラーゼ-5阻害薬などが用いられる．

男女比は1：15で，30～40歳代が好発年齢である．わが国の患者数は約10,000人である．

病態

本症にて高値となる抗U1-RNP抗体がいろいろな病態に関わると考えられる（図1）．抗U1-RNP抗体の産生にあたっては，HLA-DR3などの遺伝的素因と環境因子が重要であるといわれている．抗U1-RNP抗体は血管内皮細胞に対して作用し，種々の症状を惹起するものと推察される．

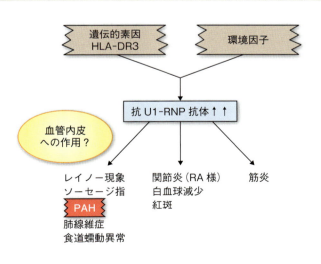

図1 MCTDの病態

手指の症状

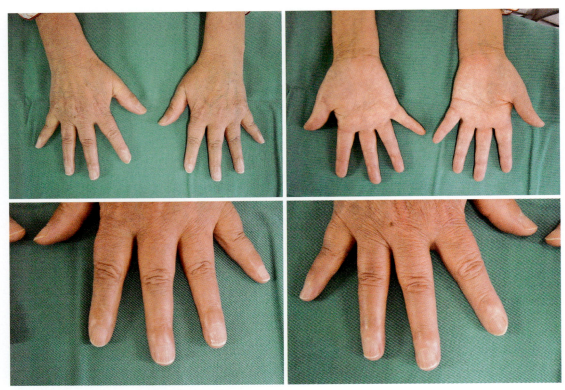

図9-1　ソーセージ様の手指の腫脹

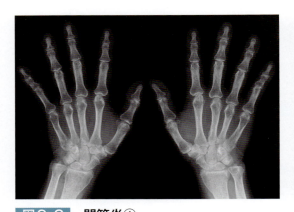

図9-2　関節炎①
単純X線では骨の変化は認めない.

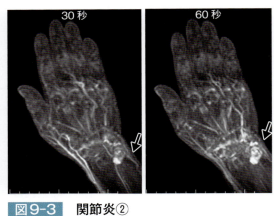

図9-3　関節炎②
MRI（Dynamic study）では手関節の血流の増大を認める（矢印）.

肺高血圧症（1）

図9-4 間質性肺炎と肺高血圧を合併したMCTD

胸部単純X線で右の肺動脈の拡張と左の第2弓の突出を認める（矢印）．

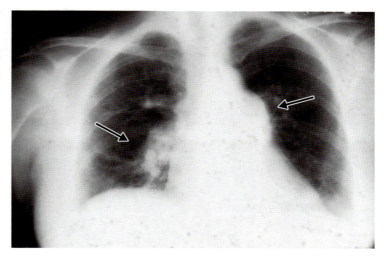

図9-5 MCTDにおける肺高血圧の心臓超音波

a：左上の右心室（RV）の肥大と拡張がみられる．b：右心室（RV）から右心房（RA）にかけての逆流がみられる（赤）．

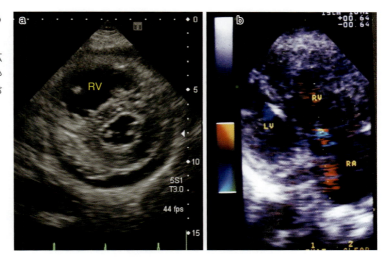

肺高血圧症(2)

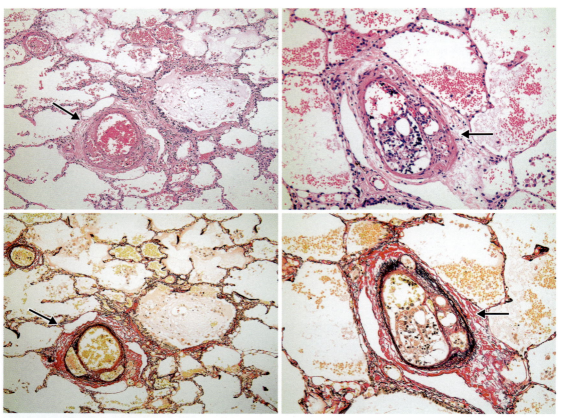

図9-6 肺高血圧症の病理組織像①
plexiform lesions の形成(矢印)と血管壁の肥厚(上段：HE染色，下段：EVG染色).

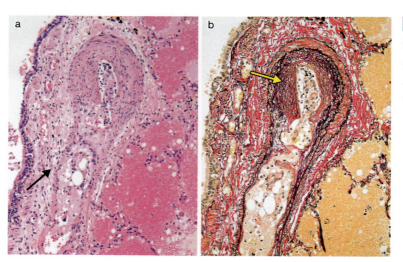

図9-7 肺高血圧症の病理組織像②

plexiform lesions の縦断像．単核球の浸潤(黒矢印)，内膜の肥厚(黄矢印)がみられる(a：HE染色，b：EVG染色).

10 シェーグレン症候群

疾患の概念

シェーグレン症候群 (Sjögren's syndrome, SS) は，唾液腺，涙腺，その他多臓器に炎症性破壊を生じる自己免疫疾患である．抗SS-A抗体や抗SS-B抗体，リウマトイド因子などの自己抗体の出現や高ガンマグロブリン血症が特徴である．ほかの膠原病の合併のない一次性SSと関節リウマチやほかの膠原病を合併する二次性SSに分けられる．慢性甲状腺炎や原発性胆汁性胆管炎，悪性リンパ腫や多発性骨髄腫の合併が多い．

わが国の患者数は約20万人と推定され，90％以上が女性であり，発症は50歳代にピークがある．関節リウマチの10〜15％に合併する．

病態

遺伝的素因にウイルス感染などの外因が加わり，多クローン性B細胞活性化を中心とした免疫異常を起こすと考えられる．最近，EBウイルスの潜在的な感染がダイオキシンの一種である tetrachlorodibenzodioxin (TCDD) による再活性化シグナルをうけて活性化することが報告された．EBウイルスはBリンパ球だけでなく腺管上皮にも感染していると考えられ，その再活性化に伴い二次的に活性化されたTリンパ球により障害を受ける可能性が考えられる (図1).

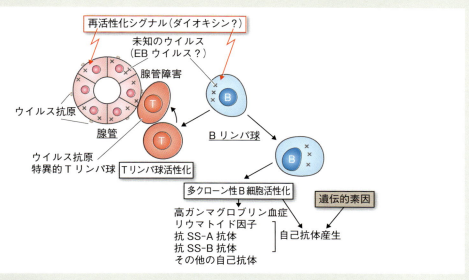

図1　SSの病態

唾液腺の病変

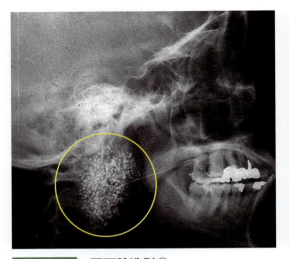

図10-1 耳下腺造影①
Apple tree sign（円）を認める．

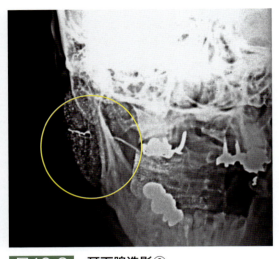

図10-2 耳下腺造影②
Apple tree sign（円）を認める．

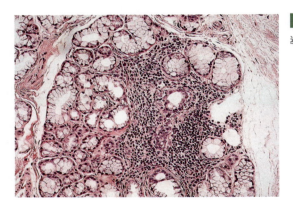

図10-3 唾液腺生検の病理組織像
導管周囲に著明な細胞浸潤を認める（HE染色）．

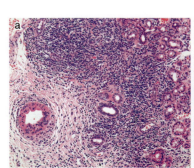
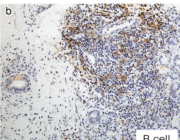
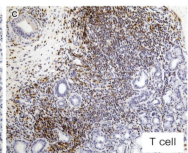

図10-4 SSの唾液腺生検の病理組織像
a：HE染色，b, c：免疫染色 （b：CD20，c：CD45RO）
腺管周囲に単核球の浸潤を認めるが，B細胞とT細胞の両者が浸潤していることがわかる．

唾液腺シンチグラフィーと蛍光色素試験

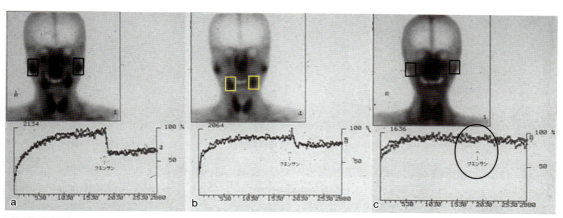

図 10-5 唾液腺シンチグラフィー①

a：正常，b：軽度障害，c：高度障害．cの高度障害では耳下腺（黒四角）と顎下腺（黄四角）の取り込みはごくわずかであり，クエン酸刺激でのRIの低下もみられない（黒円）．

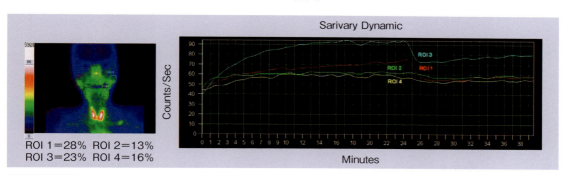

図 10-6 唾液腺シンチグラフィー②

両側耳下腺へのRI集積は著しく低下．刺激によるRI排泄も低下している（ROI 1, ROI 3）．
また，両側顎下腺へのRI集積はほとんど認められず，高度の機能障害を呈している（ROI 2, ROI 4）．

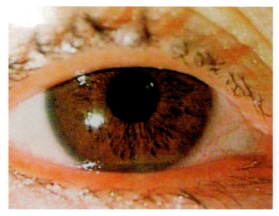

図 10-7 角結膜炎による軽度の充血

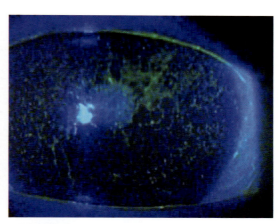

図 10-8 蛍光色素試験による角膜表面のびらん

11 IgG4関連疾患

疾患の概念

IgG4関連疾患（IgG4 related disease）は，血清中のIgG4の上昇と全身の諸臓器にIgG4陽性形質細胞の浸潤を認める原因不明の疾患である．以前ミクリッツ病といわれていたものは，IgG4関連涙腺炎・唾液腺炎である．ほかには，自己免疫性膵炎，後腹膜線維症，腎症，間質性肺炎，肥厚性硬膜炎，大動脈炎などがある．ステロイドに対する反応性は良いが，長期的予後は不明である．最近，長期的に少量のステロイド内服が必要であることが明らかにされた．

わが国の患者数は約1万〜2万人で，大半がミクリッツ病か自己免疫性膵炎のいずれかである．50歳代から60歳代に多い．ミクリッツ病は男女比はほぼ1：1だが，自己免疫性膵炎では男女比は3：1である．

病態

罹患臓器は涙腺・唾液腺，膵臓，後腹膜が主で，IgG4陽性形質細胞の浸潤や線維化がみられる．病態形成上のIgG4そのものの意義は不明である．IgEの上昇を伴うことが多く，Th2細胞の関与が考えられる．一方，調節性T細胞（Treg）により産生されるTGF-βが組織の線維化に関与するといわれている（図1）．ウイルスなどの環境因子が，多クローン性Bリンパ球の活性化と同時にTh2細胞・Tregの活性化をもたらす可能性が考えられる．

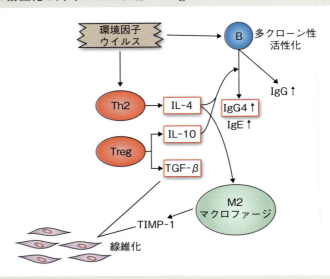

図1　IgG4関連疾患の病態

涙腺・顎下腺の病変（1）

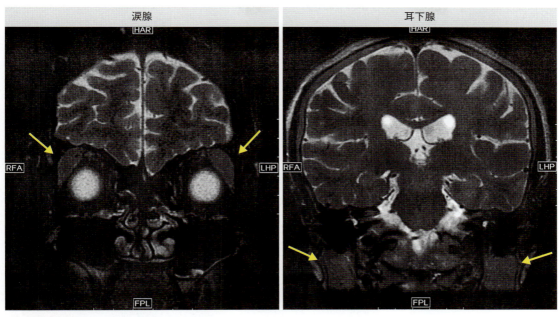

図 11-1 IgG4 関連疾患の MRI

涙腺と唾液腺の腫大を認める．T2 強調画像では isodensity の mass として描出される（黄矢印）．

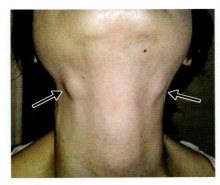

図 11-2 両側顎下腺の腫脹
（矢印）

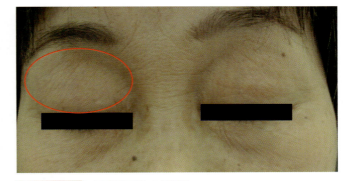

図 11-3 両側涙腺の腫脹

右側を円で示す．

涙腺・顎下腺の病変（2）

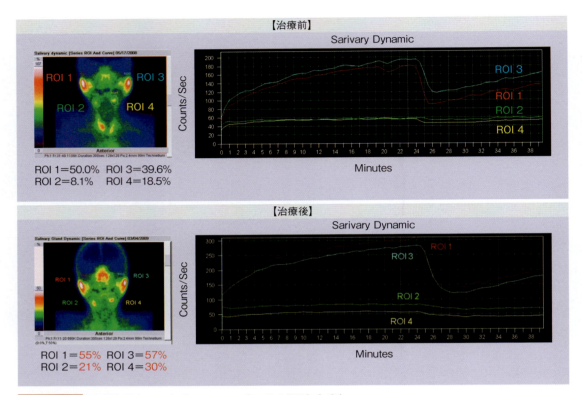

図11-4　唾液腺シンチグラフィー（IgG4関連疾患）

両側顎下腺の取り込みの低下と唾液分泌の低下を認め，治療により若干改善している．

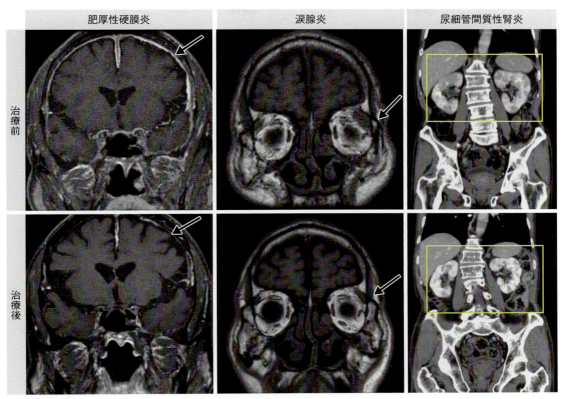

図11-5 各臓器病変の治療による変化（矢印）（MRI）

治療後は，左：硬膜の造影効果の縮小（矢印），中：涙腺の大きさの縮小（矢印）がみられる．右：腎臓は大きさの縮小と造影剤による染色性の増加がみられる（四角）．

病理組織像

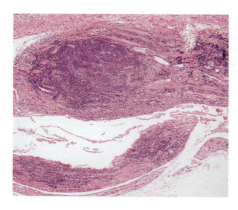

図11-6 筋生検の病理組織像①
筋肉にはリンパ濾胞様の炎症細胞浸潤を認める（HE染色）．

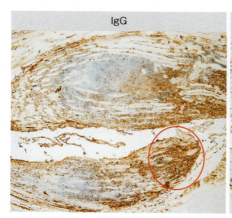 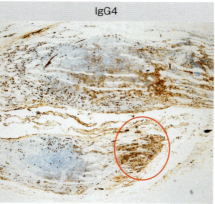

図11-7 筋生検の病理組織像②
IgGの染色の著明な部分はほとんどIgG4陽性である（円）（免疫染色）．

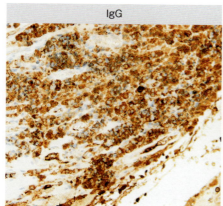 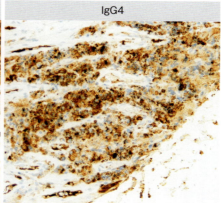

図11-8 筋生検の病理組織像③
IgG4/IgG陽性細胞数が40％を超えている（免疫染色）．

キャッスルマンリンパ腫

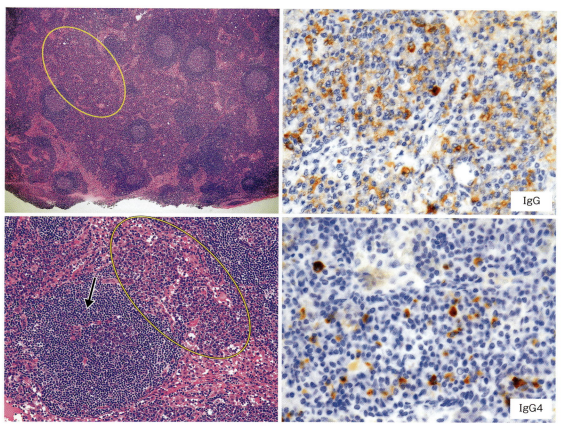

図11-9　キャッスルマン病のリンパ節の病理組織像
左：リンパ濾胞間に形質細胞の浸潤（円），さらに胚中心への血管の侵入（矢印）を認める（HE染色）．
右：浸潤する形質細胞のIgG4陽性細胞はIgG陽性細胞の40％には満たない（免疫染色）．

12 ベーチェット病

疾患の概念

ベーチェット病（Behçet's disease）は，再発性口腔内アフタ性潰瘍，皮膚症状，外陰部潰瘍，ぶどう膜炎を4大主症状とする原因不明の炎症性疾患である．副症状として関節炎，副睾丸炎，特殊病型（腸管病変，血管病変，神経病変）がみられる．特殊な場合を除き，一定の部位の炎症性病変が慢性に持続するのではなく，急性の炎症が反復し，増悪と寛解を繰り返しつつ遷延した経過をとる．HLA-B51・A26と針反応の陽性率が高い．主症状4つすべてを認めるものを完全型，それ以外を不全型に分類する．発症年齢のピークは30歳代で，男女比は1：1であり，わが国の患者数は約18,000人である．

病態

本症の基本病態はTリンパ球の過剰反応性に基づくTh1型やTh17型のサイトカインの産生による好中球の機能（活性酸素産生能・遊走能）の亢進であり（**図1**），これに細菌抗原など何らかの外因が関与する．患者のTリンパ球は通常はTリンパ球を活性化できないような極微量の細菌抗原に反応してIFN-γを産生することからT細胞抗原レセプター（TCR）のシグナル伝達の異常があると推察される．

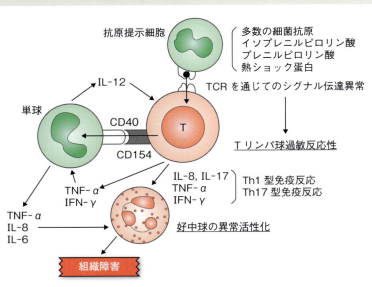

図1　ベーチェット病の病態

再発性口腔内アフタ性潰瘍

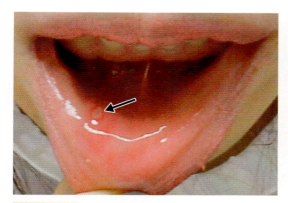

図12-1　口腔内アフタ性潰瘍（ベーチェット病）①（矢印）

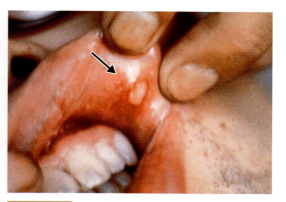

図12-2　口腔内アフタ性潰瘍（ベーチェット病）②（矢印）

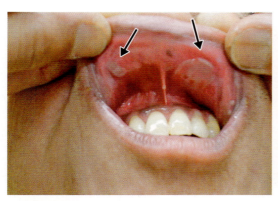

図12-3　ベーチェット病の鑑別診断：天疱瘡の上口唇の裏側の水疱（矢印）

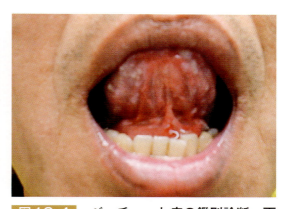

図12-4　ベーチェット病の鑑別診断：天疱瘡の舌の裏側の水疱

舌の裏に多発している．

外陰部潰瘍

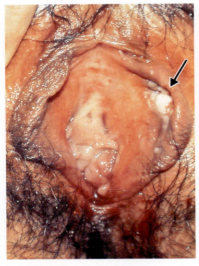

図12-5 外陰部潰瘍①（矢印）

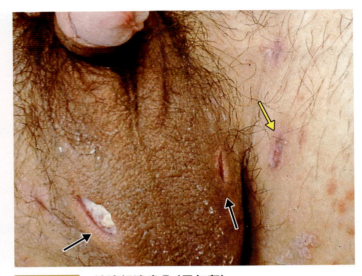

図12-6 外陰部潰瘍②（黒矢印）
鼠径部の皮膚にも潰瘍がみられる（黄矢印）.

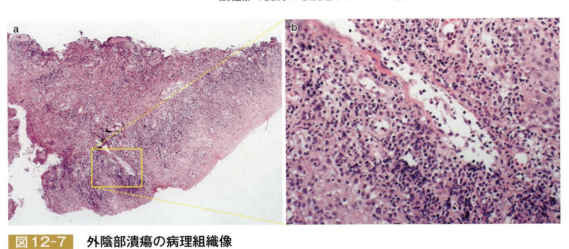

図12-7 外陰部潰瘍の病理組織像
血管周囲への細胞浸潤（perivascular cuffing）がみられる（b は a の拡大）（HE 染色）.

皮膚症状と針反応

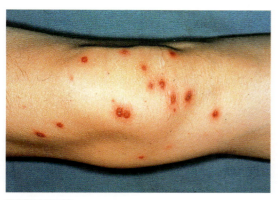

図12-8　毛嚢炎様皮疹①

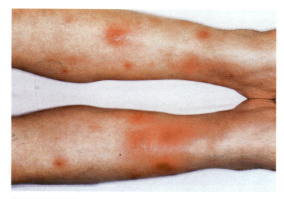

図12-9　下腿の結節性紅斑

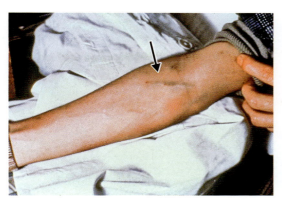

図12-10　皮下の血栓性静脈炎（矢印）

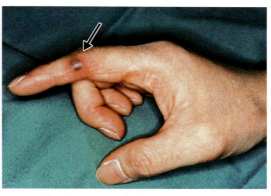

図12-11　毛嚢炎様皮疹②（矢印）

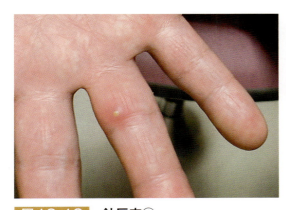

図12-12　針反応①

トゲが刺さった後に生じたもの．

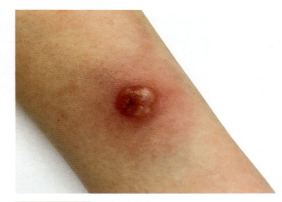

図12-13　針反応②

採血の後の化膿．

眼病変（1）

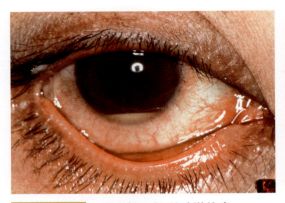

図12-14 前眼部の虹彩毛様体炎
前房蓄膿（hypopyon）．

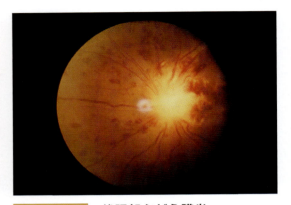

図12-15 後眼部ぶどう膜炎
乳頭浮腫と網膜に出血斑を認める．

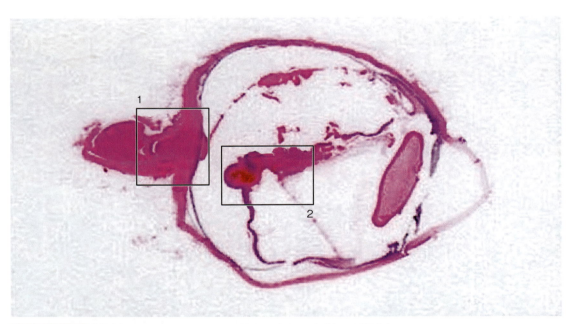

図12-16 神経ベーチェット病とぶどう膜炎の合併の剖検例
ルーペ像．1. 視神経，2. 剝離したぶどう膜（血栓が認められる）（HE染色）．
（帝京大学　清水保教授症例）

眼病変(2)

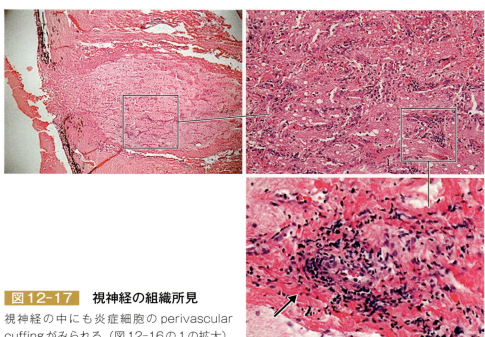

図12-17　視神経の組織所見
視神経の中にも炎症細胞のperivascular cuffingがみられる.（図12-16の1の拡大）.

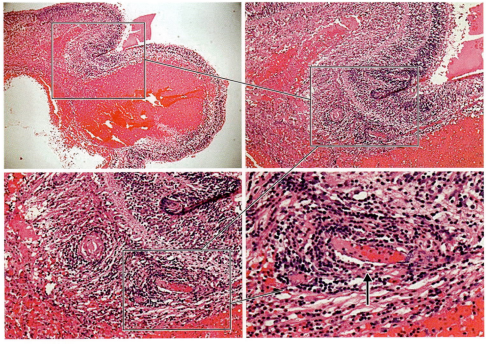

図12-18　剥離したぶどう膜の組織所見
perivascular cuffingと血栓（矢印）（HE染色）.（図12-16の2の拡大）.

関節炎

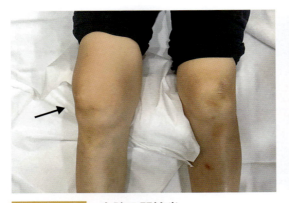

図 12-19 右膝の関節炎
右膝の腫脹がみられる（矢印）.

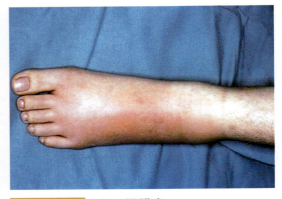

図 12-20 足の滑膜炎
足の甲全体が腫脹し，発赤を認める.

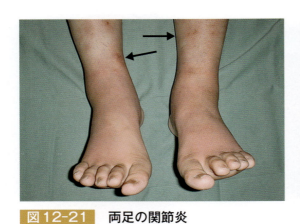

図 12-21 両足の関節炎
両足関節の腫脹を認める（右＞左）．結節性紅斑を伴う（矢印）.

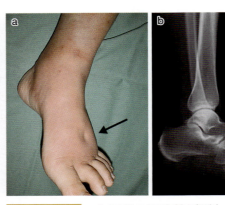

図 12-22 左足背の圧痕性浮腫(a)（矢印）
単純X線上は異常を認めない(b).

血管病変（1）

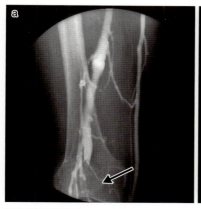
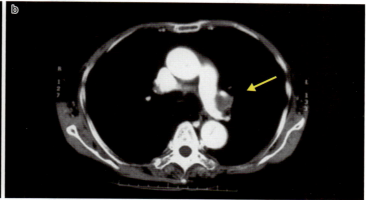

図12-23　下肢の静脈血栓（a：血管造影）（黒矢印）と肺塞栓（b：造影CT）（黄矢印）

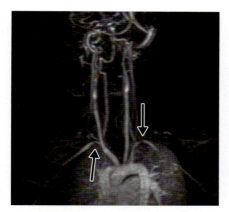

図12-24　両鎖骨下動脈の狭窄（矢印）（MRA）

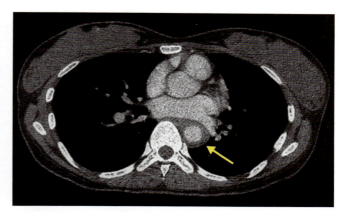

図12-25　大動脈壁の肥厚①（黄矢印）（造影CT）

図12-26　大動脈壁の肥厚②（矢印）（造影CT）

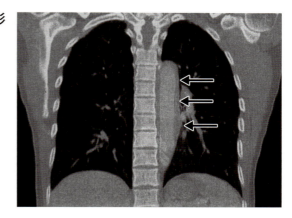

血管病変（2）

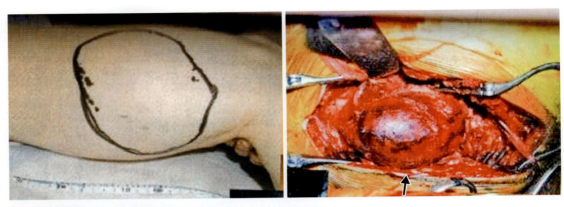

図12-27 左大腿動脈の動脈瘤（矢印）の手術所見

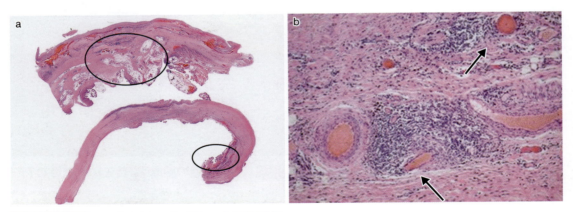

図12-28 切除された動脈壁の病理組織像

a：ベーチェット病らしい所見の血栓性静脈炎（thrombophlebitis）の形跡が切除された動脈の外膜にみられる（円）（HE染色）.
b：aの拡大．中膜から外膜にかけての perivascular cuffing と血栓（矢印）．（HE染色）．

血管病変（3）

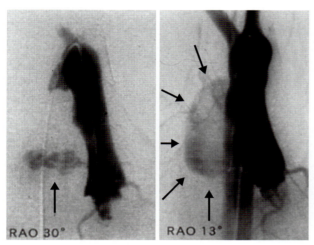

図12-29 大動脈弁置換手術後に生じた胸部仮性動脈瘤①

大動脈造影所見．偽腔と思われる場所が造影されている（矢印）．

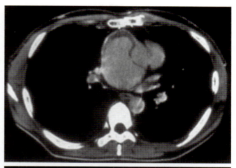
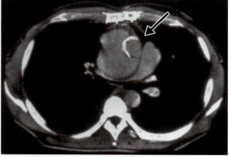

図12-30 大動脈弁置換手術後に生じた胸部仮性動脈瘤②

胸部造影CT像．偽腔の辺縁と思われる場所が造影されている（矢印）．

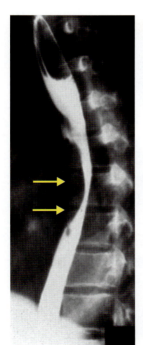

図12-31 大動脈弁置換手術後に生じた胸部仮性動脈瘤③

食道造影像．動脈瘤による食道の圧迫（黄矢印）．

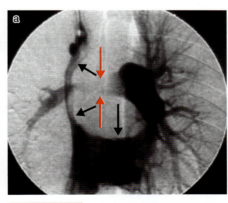
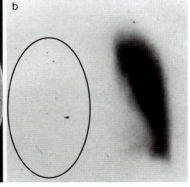

図12-32 大動脈弁置換手術後に生じた胸部仮性動脈瘤④

肺動脈造影（a）と肺シンチグラム（b）．動脈瘤（黒矢印）による右肺動脈の圧迫（赤矢印）（a）と右肺の血流の欠損（円）（b）．

血管病変（4）

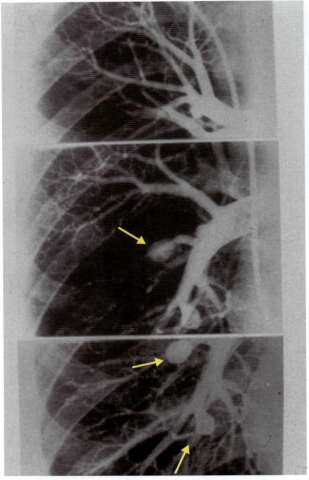

図12-33　肺動脈瘤（黄矢印）（肺動脈造影所見）

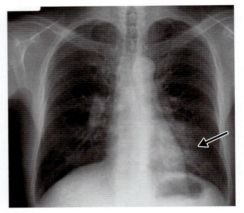

図12-34　肺動脈瘤の破裂による肺出血①（矢印）（胸部単純X線）

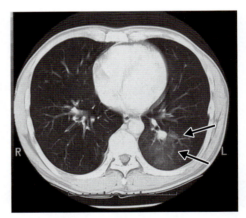

図12-35　肺動脈瘤の破裂による肺出血②（矢印）（胸部単純CT）

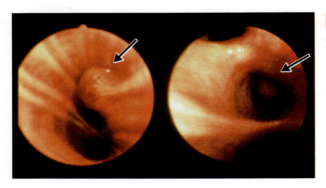

図12-36　肺動脈瘤の気管支鏡所見
気管支内腔への突出（矢印）．

肺動脈瘤破裂の剖検所見

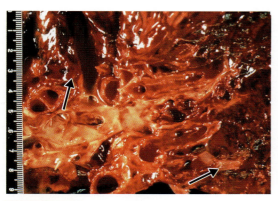

図12-37 肉眼的病理所見での肺動脈瘤の破裂による出血（矢印）

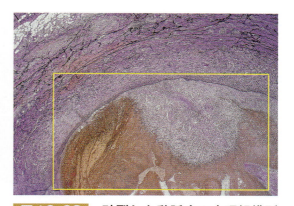

図12-38 破裂した動脈瘤の病理組織所見

肺動脈内腔に新旧の血栓を認める（四角）（EVG染色）.

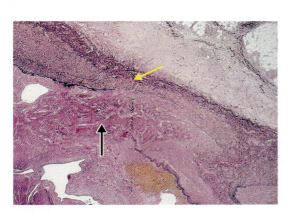

図12-39 肺動脈瘤の壁の弾性板の破壊（黄矢印）と器質化血栓内の血管新生（黒矢印）

EVG染色.

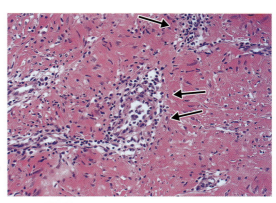

図12-40 肺動脈器質化血栓内の新生血管周囲のperivascular cuffing（矢印）

HE染色.

腸管病変（1）

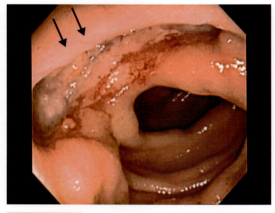

図12-41 回盲部にできた深ぼれの潰瘍（矢印）

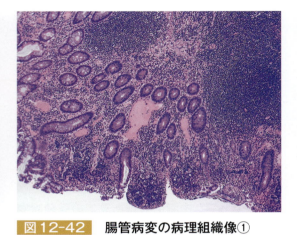

図12-42 腸管病変の病理組織像①
粘膜層から粘膜下層にかけて炎症細胞浸潤を認める（HE染色）．

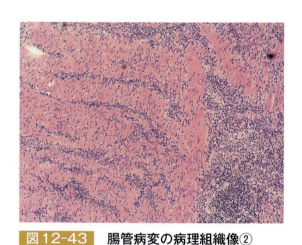

図12-43 腸管病変の病理組織像②
筋層内の毛細血管周囲に perivascular cuffing を認める（HE染色）．

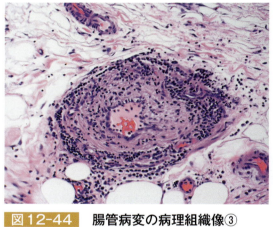

図12-44 腸管病変の病理組織像③
漿膜内の小血管周囲に perivascular cuffing を認める（HE染色）．

腸管病変（2）

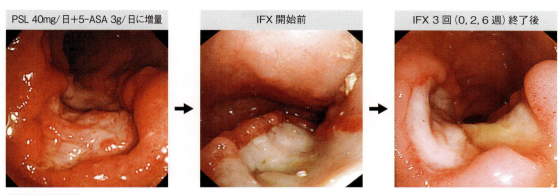

図12-45　IFX投与前後の大腸内視鏡の経過

腸管ベーチェット病に対してインフリキシマブ（IFX）による潰瘍縮小効果を認めた．
PSL：プレドニゾロン，5-ASA：メサラジン．

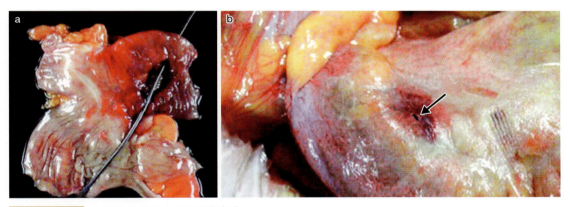

図12-46　穿孔をきたした腸管病変

a：穿孔部にはゾンデが通る．b：穿孔部位を矢印で示す．

図12-47　穿孔をきたした腸管病変のルーペ像

穿孔部位には強い炎症を認める（矢印）（HE染色）．

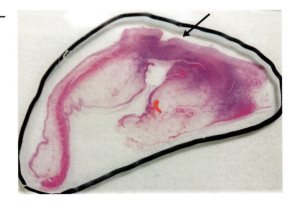

腸管病変（3）

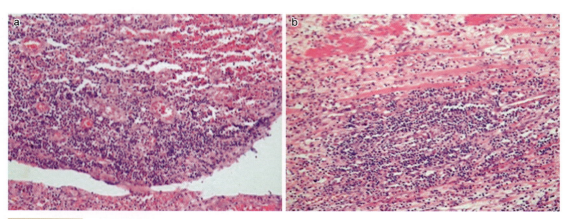

図12-48 腸管病変の病理組織像④
a：毛細血管の増生と炎症細胞の浸潤，b：perivascular cuffing により浸潤した炎症細胞による筋線維の断裂（HE染色）．（図12-45, 12-46, 12-47 と同一症例）

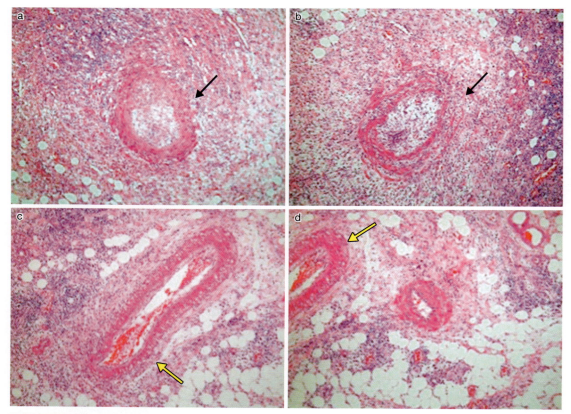

図12-49 腸管病変の病理組織像⑤
いくつかの血管に血栓による閉塞（黒矢印）(a, b) や新しい血栓形成傾向（黄矢印）がみられる (c, d)（HE染色）．（図12-48 と同一症例）

腸管病変（4）

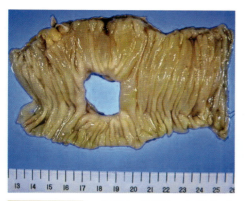

図12-50 小腸に急激に大きな穿孔をきたしたベーチェット病の症例

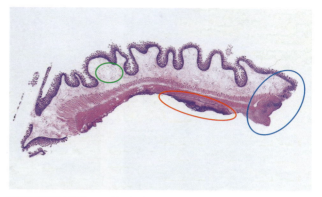

図12-51 腸管病変の病理組織像⑥
穿孔部位には炎症所見がほとんどみられない（青円）．漿膜側には食物残渣を混じた化膿性腹膜炎がみられる（赤円）．強い粘膜下浮腫を認める（緑円）（HE染色）．

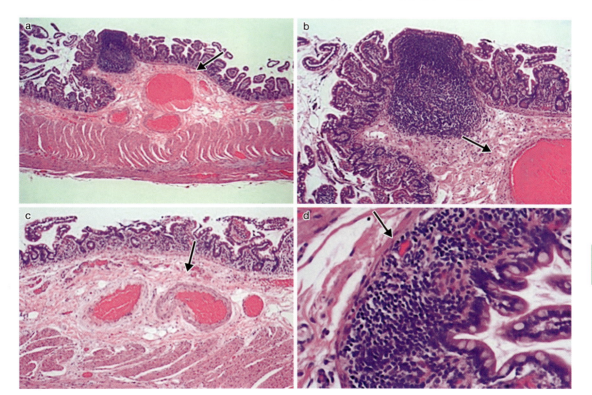

図12-52 腸管病変の病理組織像⑦
粘膜下層（a〜c）に著明なうっ血や血栓形成がみられる（矢印）．粘膜固有層（d）にも血栓がみられる（矢印）（HE染色）．
（提供：京極方久先生）

急性型神経ベーチェット病

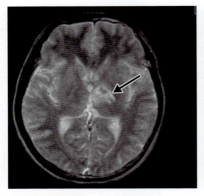

図12-53 急性型神経ベーチェット病①
MRI T2強調画像でみられた高信号域（矢印）．

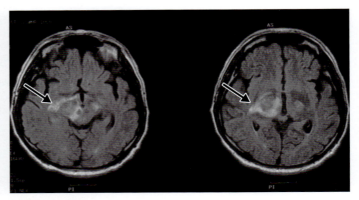

図12-54 急性型神経ベーチェット病②
MRI FLAIR画像でみられた高信号域（矢印）．

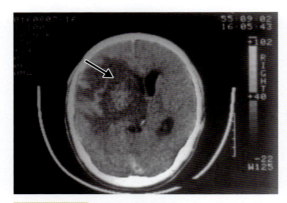

図12-55 急性型神経ベーチェット病③
単純CTでみられた脳腫瘍様の病変．著明な浮腫を伴い，右側脳室の前角が圧排されている（矢印）．

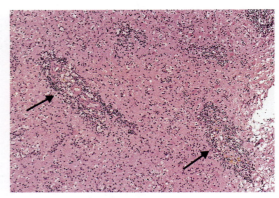

図12-56 急性型神経ベーチェット病の病巣の組織所見
著明なperivascular cuffingがみられる（矢印）（HE染色）．

慢性進行型神経ベーチェット病の画像所見

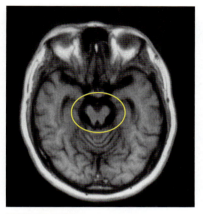

図12-57 慢性進行型神経ベーチェット病①

MRI T1強調画像でみられた脳幹の萎縮（円）．

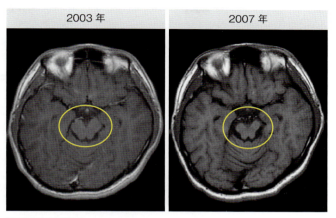

図12-58 慢性進行型神経ベーチェット病②

MRI T1強調画像でみられた脳幹の萎縮（円）．4年間の間に進行しているのがわかる．

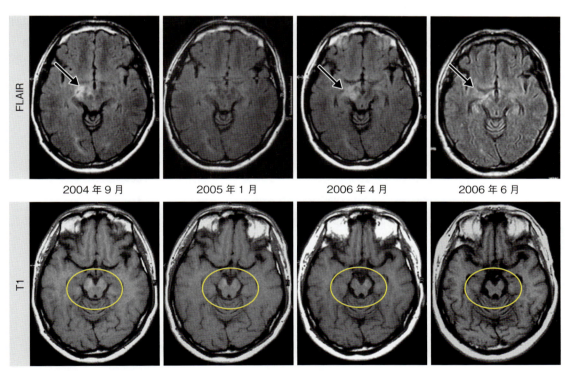

図12-59 慢性進行型神経ベーチェット病の経過中に急性型神経ベーチェット病の発作を繰り返した症例（acute on chronic）

MRI T1強調画像でみられた脳幹の萎縮の進行（円）はステロイド治療に反応していないが，2回の急性型の発作（矢印，FLAIR画像）はステロイドにより消失または縮小している．

慢性進行型神経ベーチェット病の病理組織像（1）

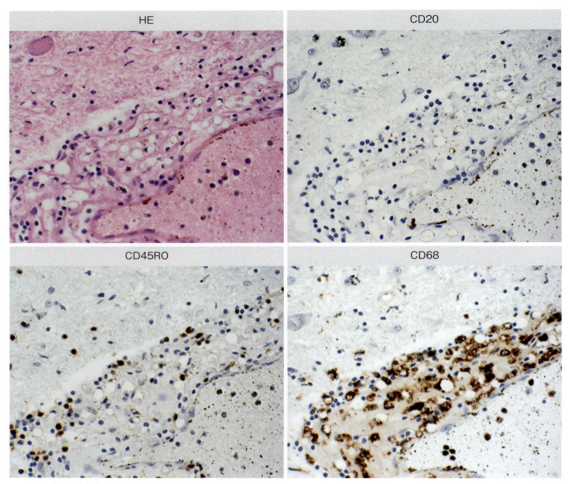

図12-60　血管周囲の細胞浸潤（perivascular cuffing）
主としてCD68陽性の活性化マクロファージがみられる．

慢性進行型神経ベーチェット病の病理組織像（2）

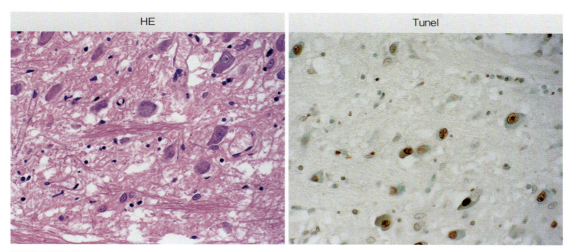

図12-61 病巣のニューロン
一見正常だが（左），多くは Tunel に染まっており（右），アポトーシスに陥っていることがわかる．

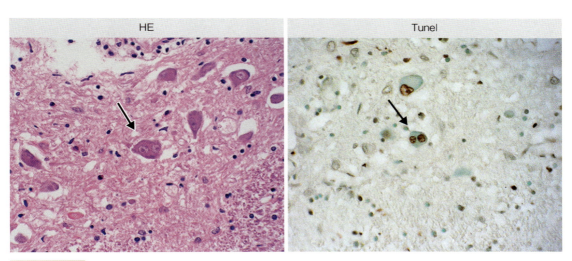

図12-62 病巣にみられた2核のニューロン（矢印）
2核のニューロンもアポトーシスに陥っている．

13 血清反応陰性脊椎関節症

疾患の概念

血清反応陰性脊椎関節症（seronegative spondyloarthropathy）には，強直性脊椎炎，反応性関節炎（ライター症候群），乾癬性関節炎，腸関節炎などがあり，血清リウマトイド因子陰性，皮下結節欠如，炎症性末梢関節炎，X線上の仙腸関節炎などの特徴を有する．病理学的に筋腱付着部炎（enthesopathy）を認め，眼球・大動脈弁・肺・皮膚・粘膜にも炎症が生じる．

主要組織適合抗原（MHC）のあるタイプ，特にHLA-B27と強く相関する．強直性脊椎炎は男性に多い（男女比は5：1）．わが国の患者数は欧米よりも圧倒的に少なく，約5,000人である．

反応性関節炎は，関節炎・結膜炎・尿道炎の三徴を有し，80～90％がHLA-B27陽性で男女比は約5：1である．

乾癬性関節炎は尋常性乾癬（わが国の患者数は約10万人）の約1％程度にみられ，男女比は1：1で20歳代後半から30歳代前半の発症が多い．HLA-CW6と相関する．

病態

MHCクラス1抗原遺伝子そのものが各血清反応陰性脊椎関節症の病態形成上重要な役割を果たす（図1）．乾癬性関節炎では，HLA-B38やHLA-CW6が関与する．HLA-B27のトランスジェニックラットは無菌下では無症状で，関節炎発症には細菌抗原が必要である．遺伝的素因と細菌抗原の関わりの機序に関する有力な説としてcross-tolerance説（分子相同説）があげられる．すなわち，患者では，HLA-B27遺伝子産物と類似構造を持つ細菌抗原に対しての免疫反応がHLA-B27を有する細胞を障害するというものである．

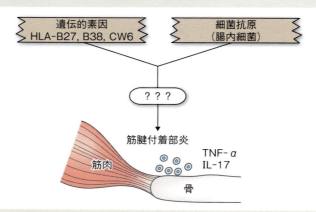

図1　血清反応陰性脊椎関節症の病態

仙腸関節炎

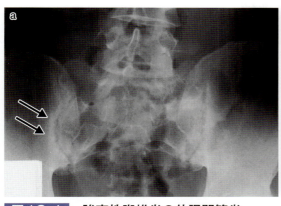
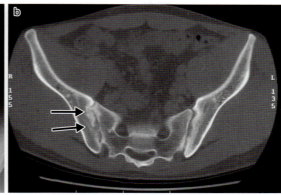

図13-1 強直性脊椎炎の仙腸関節炎
a：単純X線で右の仙腸関節に硬化と壁の不整を認める（矢印）．
b：単純CTで右の仙腸関節に硬化と壁の不整を認める（矢印）．左の仙腸関節にも軽度の変化が認められる．

図13-2 乾癬性関節炎の仙腸関節炎
単純CTで右の仙腸関節にごく軽度の硬化と壁の不整を認める（矢印）．

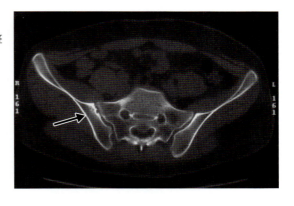

乾癬性関節炎（1）

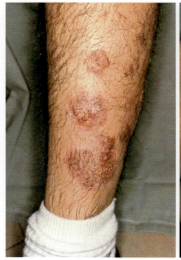
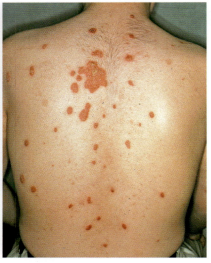

図13-3　乾癬の皮疹

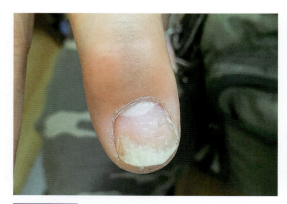

図13-4　乾癬の爪の変化
DIP関節の軽度の腫脹もみられる．

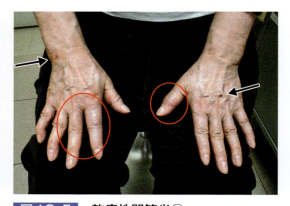

図13-5　乾癬性関節炎①
小さな皮疹を2箇所認める（矢印）．
右第2，3指，左第1指のPIP関節に腫脹がみられる（円）．

乾癬性関節炎（2）

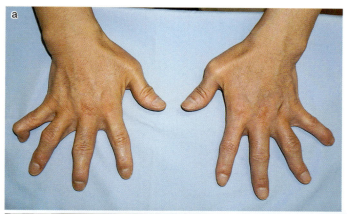

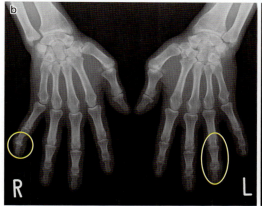
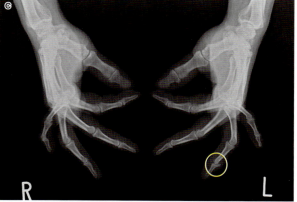

図13-6 乾癬性関節炎②
a：両側第5指のDIP関節の変形，両側第3，4指のPIP関節の腫脹がみられる．
b：単純X線．右第5指のDIP関節，左第4指のPIP関節，DIP関節の骨破壊がみられる（円）．
c：単純X線．左第4指のDIP関節の骨破壊はいわゆるpencil in cup型をしている（円）．

図13-7 乾癬性関節炎③
小さな皮疹を多数認める（矢印）．
両側の中足趾節関節に腫脹がみられる（円）．
爪の変化（特に左第1趾）にも注意．

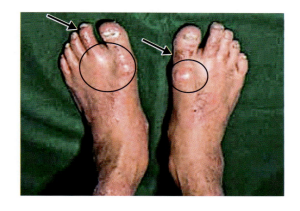

掌蹠膿疱症

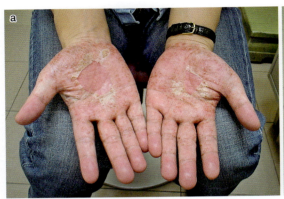
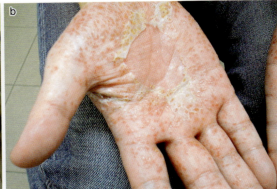

図13-8 掌蹠膿疱症①

bはaの右手の拡大写真.

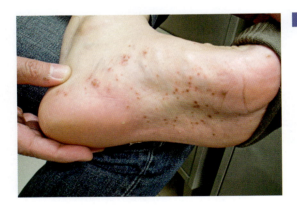

図13-9 掌蹠膿疱症②

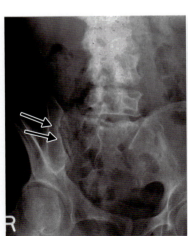
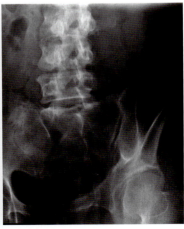

図13-10 掌蹠膿疱症の仙腸関節炎

単純X線で右の仙腸関節に硬化と壁の不整を認める（矢印）.

14 結晶性関節炎

疾患の概念

　生体内で生じる結晶には，尿酸（monosodium urate, MSU），ピロリン酸カルシウム（calcium pyrophosphate dihydrate, CPPD），ヒドロキシアパタイト（hydroxyapatite, HA）があり，それぞれ痛風，偽痛風，肩の関節炎をきたす．結晶誘発性の炎症には danger signal を認知する細胞内センサーの役割が最近明らかにされた．

　痛風は高尿酸血症を基盤に痛風発作や腎障害をきたし，男性に多い．偽痛風は CPPD の結晶が関節に沈着し，関節の線維性軟骨の石灰化をきたし，高齢者に多い．HA 結晶沈着症は，石灰沈着性腱炎・腱周囲炎などとよばれ，肩の腱板に好発する．

病態

　高尿酸血症は尿酸産生過剰型，尿酸排泄低下型，混合型に分類しうる．関節腔内に脱落した MSU 結晶は炎症メディエーターの産生を誘導し，その作用により好中球が関節腔内に遊走する（図 1）．MSU 結晶の表面には IgG などが結合しており，オプソニン作用により好中球やマクロファージに貪食されたり，TLR（Toll 様受容体）を介して細胞に取り込まれる．貪食された結晶が NALP3 インフラマソームに認識されると caspase 1 が活性化され，pro-IL-1β から IL-1β への転換が起こり，急性関節炎（痛風発作）に至る．CPPD でも同様の機序が作用すると考えられる．

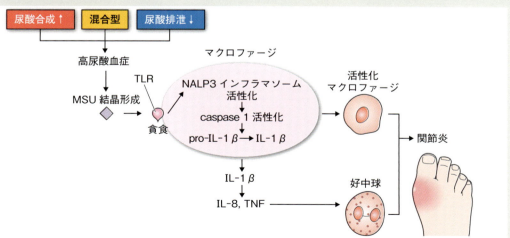

図1　結晶性関節炎の病態
TLR：Toll 様受容体

痛風・偽痛風の病因と病理

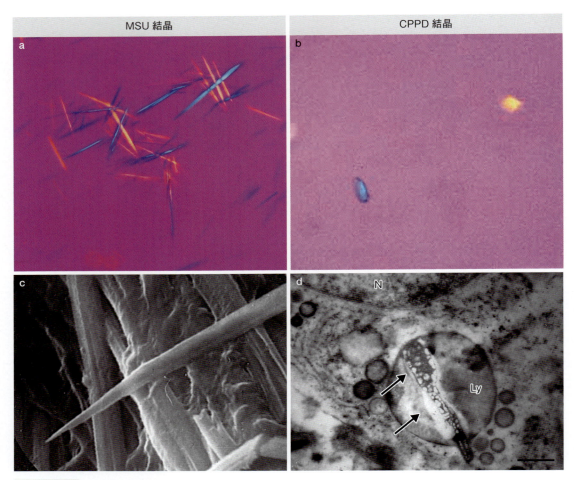

図 14-1　偏光顕微鏡下の MSU, CPPD 結晶

a, b：偏光顕微鏡で MSU は針状結晶, CPPD は直方体結晶として認められる. c：走査電子顕微鏡で針状の MSU 結晶を認める. d：透過電子顕微鏡でリゾソーム (Ly) のなかに CPPD の結晶を認める (矢印). N：核.

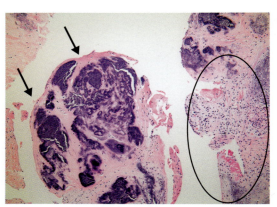

図 14-2　偽痛風の関節の病理組織像

線維軟骨の石灰化 (矢印) と滑膜の炎症 (円)(HE 染色).

偽痛風

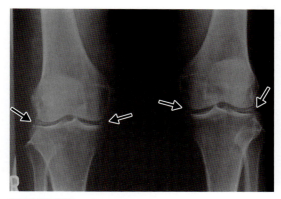

図14-3 膝関節の半月板の石灰化（矢印）
単純X線.

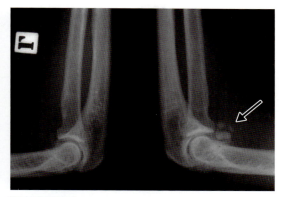

図14-4 肘関節の石灰化（矢印）
単純X線.

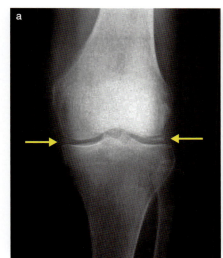
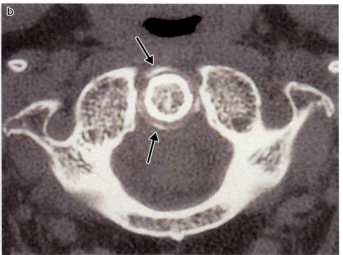

図14-5 crowned dens症候群
a：単純X線上で半月板の石灰化（黄矢印），b：単純CTで歯突起周囲の石灰化（矢印）.

痛風（1）

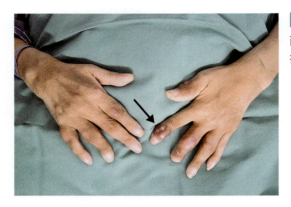

図14-6 痛風性関節炎①
両側の DIP 関節，PIP 関節の腫脹がみられる．左第2指 DIP 関節では色素沈着を伴っている（矢印）．

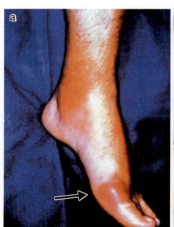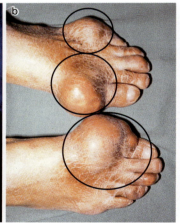

図14-7 急性痛風発作と痛風結節
a：足の第1足趾の MTP 関節の発赤・腫脹（矢印），b：足の痛風結節（円）．

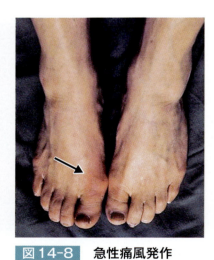

図14-8 急性痛風発作
右足第1趾の MTP 関節に発赤を認める（矢印）．

痛風（2）

図14-9 慢性痛風性関節炎

a：第2指のDIP関節の色素沈着に注意．b：単純X線では多発する骨破壊像を認める．

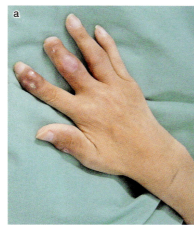
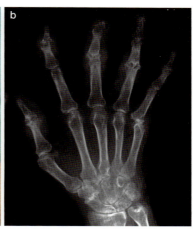

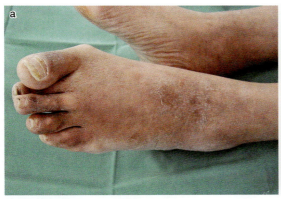
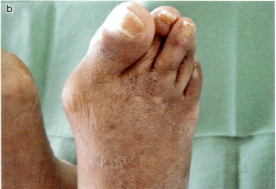

図14-10 足趾の慢性痛風性関節炎

a：色素沈着と変形を認める．
b：著明な外反母趾を認める．

痛風（3）

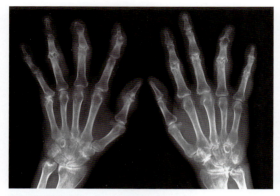

図 14-11 痛風性関節炎②
単純 X 線で DIP, PIP, MP の諸関節に骨破壊を認める．

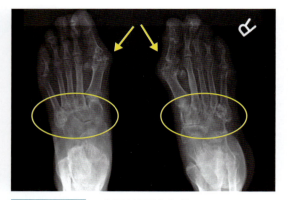

図 14-12 痛風性関節炎③
単純 X 線像で両側の第 1 趾の MTP 関節の定型的な破壊（黄矢印）に加えて，中足骨にも破壊性の変化がみられる（円）．

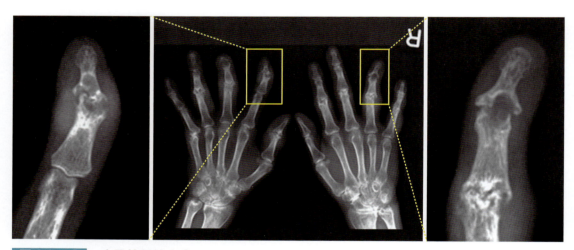

図 14-13 痛風性関節炎④
DIP 関節の骨破壊像（図 14-11 の強拡大）．

痛風結節

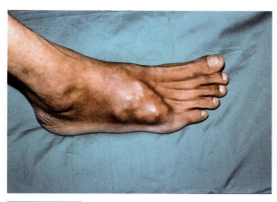

図14-14　足背の痛風結節

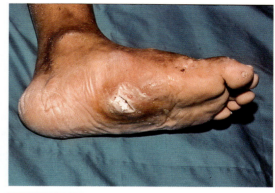

図14-15　足底部の痛風結節

図14-16　手にできた痛風結節

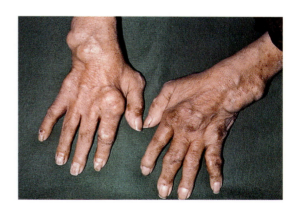

15 再発性多発軟骨炎

疾患の概念

再発性多発軟骨炎（relapsing polychondritis, RP）は，全身の軟骨組織に急性の炎症を繰り返し遷延した経過をとる疾患である．炎症はすべての軟骨で起こる可能性があり，耳介，鼻梁，強膜，心臓弁膜，気管，関節（軸関節と末梢関節）などが障害される．耳介軟骨炎の頻度が最多であり，次いで，気管軟骨，鼻軟骨，関節軟骨などが侵されやすい．血液疾患や膠原病との合併もしばしば認め，平均発症年齢は53歳で，男女比はほぼ1：1である．わが国の患者数は約400～500人と推定される．

病態

自己免疫疾患としての特徴を有し，約50％が抗Ⅱ型コラーゲン抗体陽性（図1），22～66％が抗核抗体陽性（homogeneous or speckled pattern），約16％がリウマトイド因子陽性である．一部で抗好中球細胞質抗体（ANCA）陽性となる．

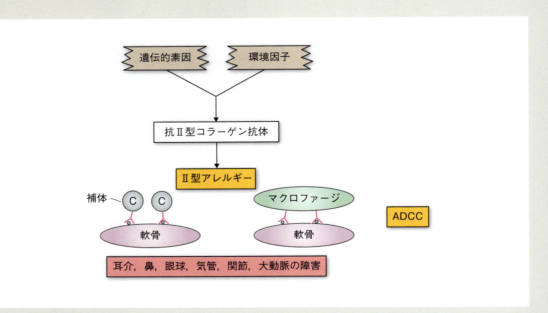

図1　RPの病態
ADCC：antibody-dependent cell-mediated cytotoxicity（抗体依存性細胞障害作用）

臨床症状

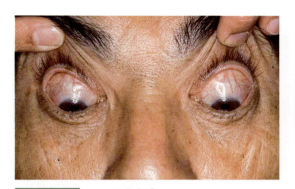

図 15-1　上強膜炎①
強膜の発赤と血管拡張を認める．

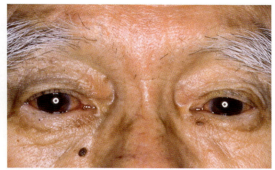

図 15-2　上強膜炎②
発赤を認める．

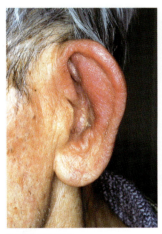

図 15-3　耳介の発赤

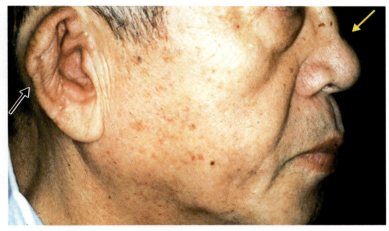

図 15-4　RPの耳介の発赤（黒矢印）と鞍鼻（黄矢印）

図 15-5　多関節炎
両側 PIP, MP 関節の腫脹と発赤を認める．

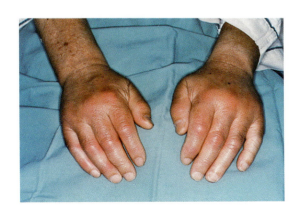

気道の狭窄

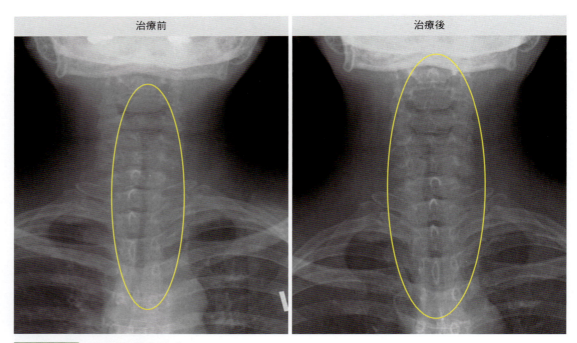

図15-6 気管内腔の狭窄
治療前後の胸部単純X線. 治療後には改善している(円).

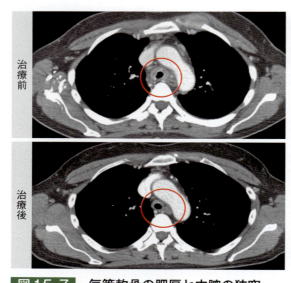

図15-7 気管軟骨の肥厚と内腔の狭窄
治療前後の胸部造影CT. 治療後には肥厚が改善している(円).

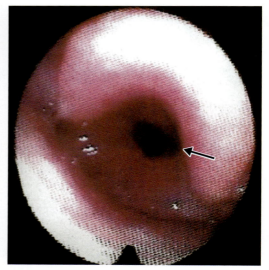

図15-8 RPの気道狭窄
内視鏡では気管粘膜の発赤と気道の狭窄がみられる(矢印).

検査所見・病理組織像

図15-9 RPの関節炎
a：PIP関節とMP関節に発赤を伴う腫脹を認める．
b：単純X線上は骨びらんを認めない．

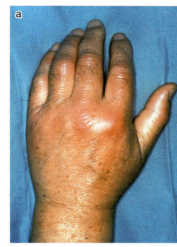
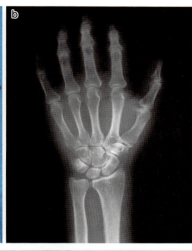

図15-10 RPの脊椎病変の骨シンチグラフィー
脊椎骨へのRIの集積の亢進を示すbeautiful bone scanが認められる（腎臓が描出されていないのに注目）．

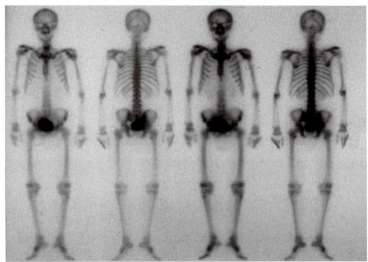

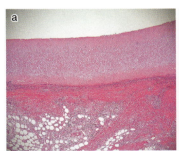
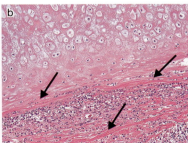
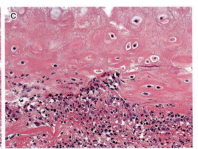

図15-11 RPの病理組織像
a：軟骨の変性部分は染色性が低下，軟骨と結合組織の境に炎症細胞浸潤と線維化を認める．b：軟骨と結合組織の境界部の細胞浸潤と線維化（矢印），c：炎症細胞は単核球と多核白血球よりなる（HE染色）．
（荘　信博先生の厚意による）

16 成人スティル病

疾患の概念

成人スティル病（adult Still's disease）は小児の全身型若年性関節炎（スティル病）の成人型である．不明熱の原因となり，病態形成上，高サイトカイン血症（IFN-γ，TNF-α，IL-6，IL-18など）が重要な役割を果たす．本症では，39℃以上に及ぶ弛張熱・関節痛・サーモンピンク色の丘疹状紅斑（リウマトイド疹）の三主徴に加えて，咽頭痛・リンパ節腫脹などがみられる．検査では好中球主体の白血球数増加，赤沈の促進，CRPの上昇が必発で，肝機能異常，血清フェリチン値の著明な上昇（正常上限の5倍以上）を認めることが多い．抗核抗体やリウマトイド因子は通常陰性である．診断は上記の臨床・検査所見の組み合わせによるが，感染症・悪性腫瘍・膠原病などの除外診断が重要である．合併症として血球貪食症候群，播種性血管内凝固症候群（DIC），アミロイドーシスがある．発症年齢は20歳以上であるが，80歳に及ぶことがある．わが国の患者数は約3,000人で，男女比は1：3と，女性に多い．

病態

主要病態であるマクロファージの活性化による高サイトカイン血症の上流の機序としてウイルスなどの外因が考えられる．サイトカインでは特にIL-6，IL-18が重要な役割を果たす．IL-18はTh1細胞からのIFN-γの産生を増強させ，IFN-γはマクロファージを刺激しIL-6，IL-18などの炎症性サイトカインの産生を促進し，炎症が増幅してゆく（図1）．フェリチンの上昇はマクロファージの活性化を反映している．

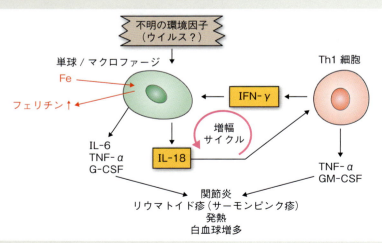

図1 成人スティル病の病態

リウマトイド疹（サーモンピンク疹）

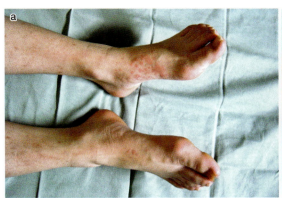
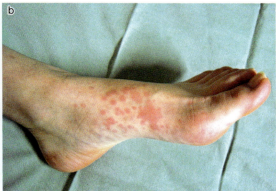

図16-1 両足背のリウマトイド疹（サーモンピンク疹）
bはaの拡大.

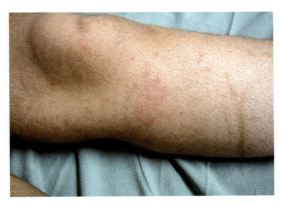

図16-2 膝の周囲にみられたリウマトイド疹（サーモンピンク疹）

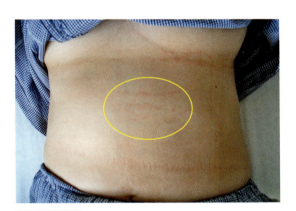

図16-3 ケブネル現象（円）
健常部位を引掻くと，リウマトイド疹が誘発される.

心肺合併症

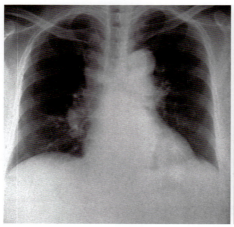
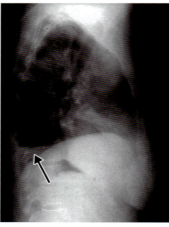

図16-4 胸膜炎（胸部単純X線）

側面像で胸水を認める（矢印）.

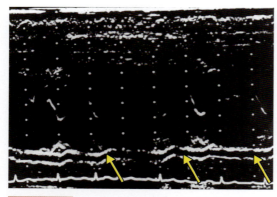

図16-5 心嚢水①（超音波）（矢印）

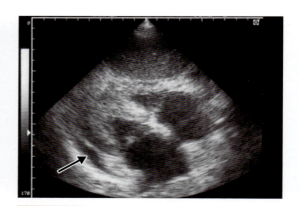

図16-6 心嚢水②（超音波）

エコーフリースペースを認める（矢印）.

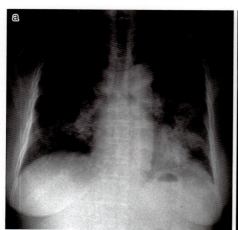
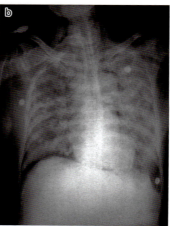

図16-7 成人呼吸促迫症候群

a：発症時，b：進行時の胸部単純X線（気管内挿管されている）.

その他の症状

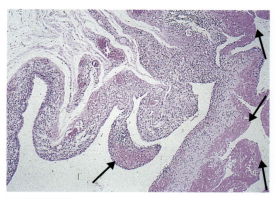

図16-8　手関節炎の関節滑膜の病理組織
非特異的な炎症が認められる．フィブリンの沈着が目立つ（矢印）（HE染色）．

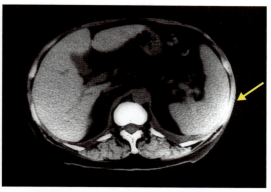

図16-9　脾腫（黄矢印）（腹部単純CT）

図16-10　血球貪食症候群の骨髄像①
a：白血球と血小板を貪食したマクロファージ，b：赤血球を貪食したマクロファージ（Giemsa染色）．

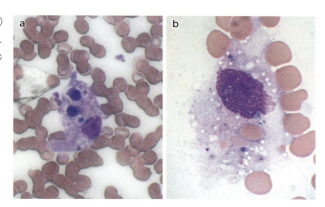

図16-11　血球貪食症候群の骨髄像②
血小板を貪食したマクロファージ（Giemsa染色）．

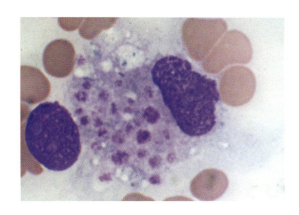

成人スティル病に酷似した病像を呈した悪性リンパ腫

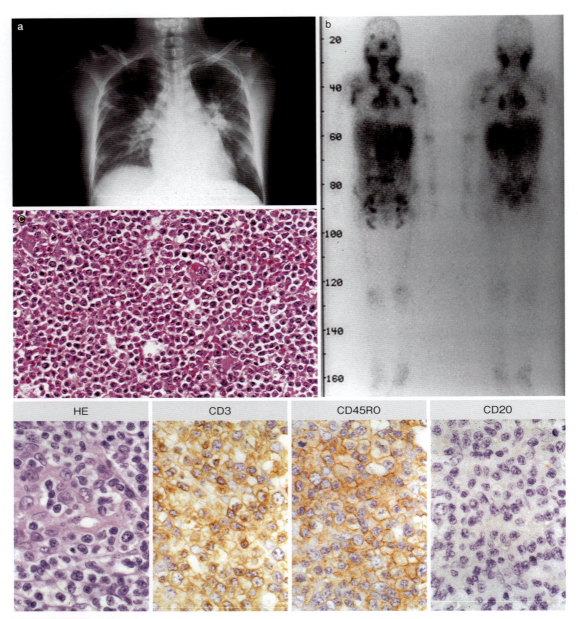

図16-12　悪性リンパ腫

a：胸部単純X線で両側肺門部の腫脹を認める．
b：ガリウムシンチグラフィーでは両側頸部・腋窩・肺門・鼠径リンパ節，脾臓などへの取り込みが亢進．
c：リンパ節生検の病理組織像（HE染色）．
下段：免疫染色ではCD3陽性，CD45RO陽性，CD20陰性．

17 リウマチ性多発筋痛症・RS3PE症候群

疾患の概念

リウマチ性多発筋痛症（polymyalgia rheumatica, PMR）は，頸・肩（上肢帯）や腰・大腿（下肢帯）の痛みやこわばりを主徴とする疾患で，発熱や体重減少を伴うこともある．60歳以上の高齢者に多い．時に関節リウマチ（RA）との鑑別が問題となることがある．わが国での有病率は不明だが，米国での有病率は50歳以上で人口10万人あたり約500人（0.5％）といわれる．男女比は1：2で女性に多い．RS3PE症候群（remitting seronegative symmetrical synovitis with pitting edema）は，手背と足背を中心とした滑膜炎をきたすが，その本態はPMRと同じと考えられ，実際に両者が併存する場合も多い．

病態

いずれの疾患においても，遺伝的素因と環境因子を基盤にTリンパ球とマクロファージの活性化によりIL-6産生の増加をきたし，四肢の滑液包炎をきたすと考えられる．PMRが肩関節周囲と股関節周囲の滑液包炎であるのに対して，RS3PE症候群は手背と足背の滑液包炎である（図1）．両者とも自己抗体の関与はないとされるが，環境因子として悪性腫瘍に注意しておく必要がある．RS3PE症候群にはPMRの合併が多くみられる．

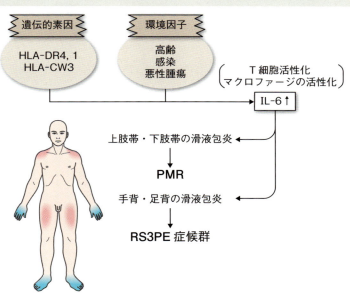

図1　PMR・RS3PE症候群の病態

PMR

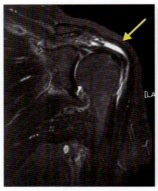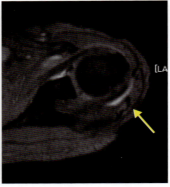

図 17-1 肩の MRI

肩峰下および三角筋下滑液包への滲出液の貯留（黄矢印）．

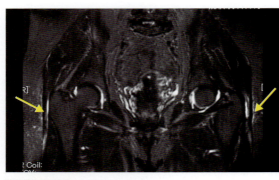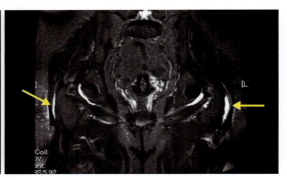

図 17-2 股関節の MRI

大転子外側の滑液包への滲出液の貯留（黄矢印）．

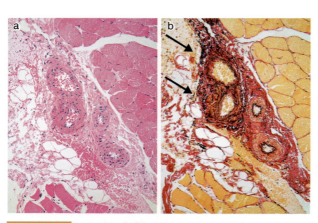

図 17-3 PMR 患者の大腿四頭筋の病理組織所見

筋肉内に炎症細胞の浸潤はないが，静脈の弾性線維の増加を伴う壁肥厚がみられる（矢印）．
a：HE 染色，b：EVG 染色．

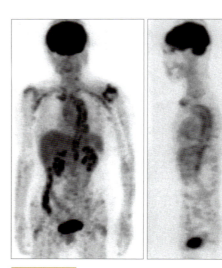

図 17-4 PMR の FDG-PET

両肩関節（左＞右）だけでなく両鎖骨下動脈と胸部・腹部の下行大動脈にも取り込みがみられる．

RS3PE 症候群（1）

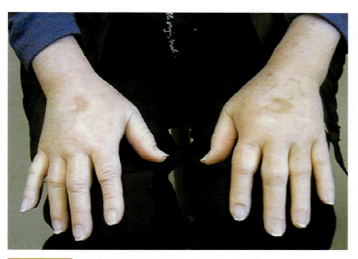

図 17-5　RS3PE 症候群の両手の浮腫

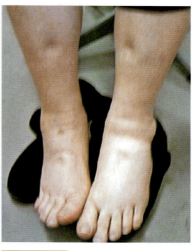

図 17-6　RS3PE 症候群の両下腿・足背の浮腫

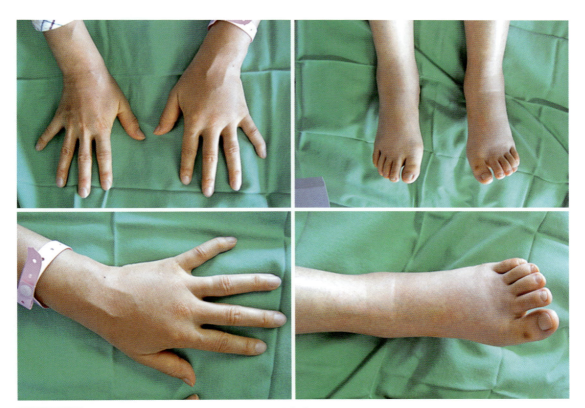

図 17-7　RS3PE 症候群の左手・左足の浮腫

RS3PE症候群（2）

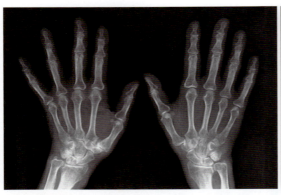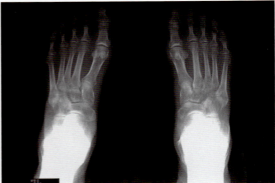

図17-8　RS3PE症候群の手足の単純X線所見

特に異常を認めない．

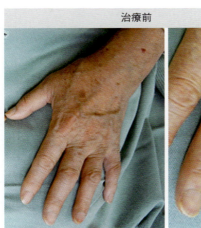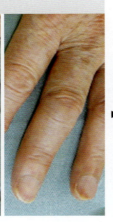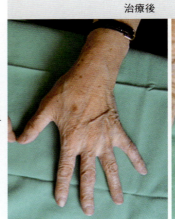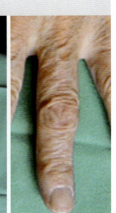

図17-9　RS3PE症候群：手指の浮腫の治療前後の変化

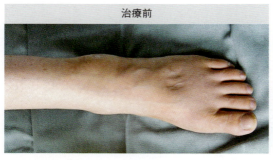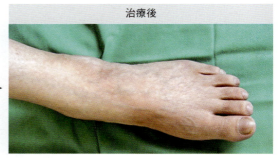

図17-10　RS3PE症候群：足背の浮腫の治療前後の変化

RS3PE症候群（3）

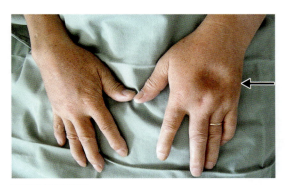

図17-11 RS3PE症候群の左手の浮腫（矢印）

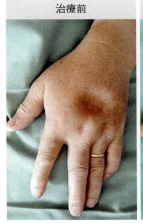
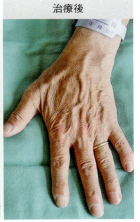

図17-12 RS3PE症候群の左手の浮腫の治療前後の変化

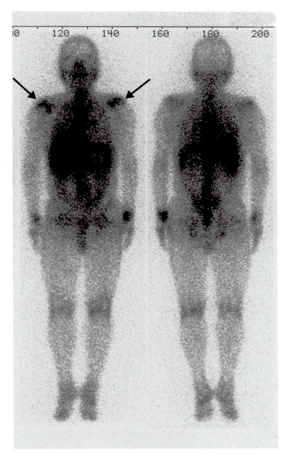

図17-13 RS3PE症候群患者のガリウムシンチグラフィー
両手関節だけでなく両肩関節に取り込みがある．

18 側頭動脈炎

疾患の概念

側頭動脈炎（temporal arteritis, TA）は，60歳以上の高齢者に多い疾患で，臨床症状では，側頭部の痛みをはじめ，視力障害や一過性黒内障をきたすことが多い．これは眼動脈の炎症性閉塞に起因するものである．わが国の患者数は約700人で，男女比はほぼ1：1.7でやや女性に多く，発症年齢は男女ともに60歳代後半から70歳代にピークがある．また，本症ではリウマチ性多発筋痛症（PMR）が約30％の患者に合併する．

病態

遺伝的要因と環境因子によるマクロファージとTリンパ球の活性化という点ではPMRとほぼ同じである．PMRの中からTAに発展する症例が出るのではないかと考えられる（図1）．病理学的な所見で中膜に巨細胞がみられることから高安動脈炎との類似性が指摘されているが，発症年齢と罹患部位が大きく異なる．本症においては抗IL-6レセプター抗体（トシリズマブ）の有効性が示されており，IL-6の病態における重要性が注目されている．

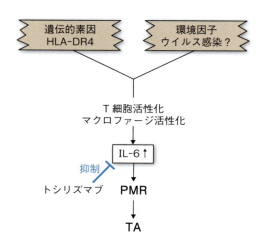

図1　TAの病態

浅側頭動脈の異常

図 18-1　浅側頭動脈の肥厚（矢印）

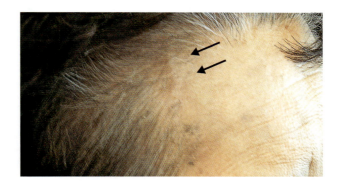

図 18-2　超音波でみられた浅側頭動脈の壁の肥厚①（矢印）

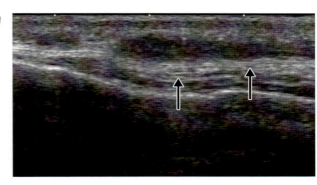

図 18-3　超音波でみられた浅側頭動脈の壁の肥厚②（矢印）

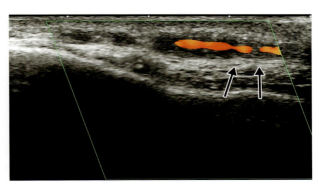

図 18-4　超音波でみられた浅側頭動脈の血流の狭窄（矢印）

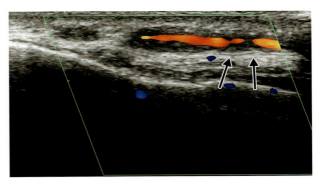

病理組織像

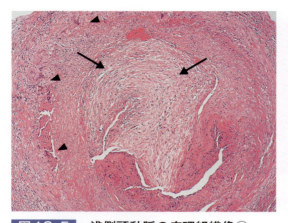

図 18-5 浅側頭動脈の病理組織像①
内膜の著明な肥厚（矢印）と中膜の巨細胞（矢頭）（HE 染色）．

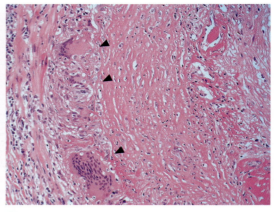

図 18-6 浅側頭動脈の病理組織像②
中膜の巨細胞（矢頭）（HE 染色）．

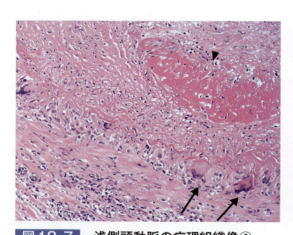

図 18-7 浅側頭動脈の病理組織像③
中膜の巨細胞（矢印）と内膜のフィブリノイド壊死（矢頭）（HE 染色）．

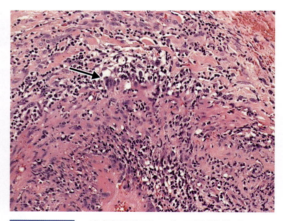

図 18-8 浅側頭動脈の病理組織像④
中膜の巨細胞（矢印）と肉芽腫形成（HE 染色）．

19 高安動脈炎

疾患の概念

　高安動脈炎（Takayasu's arteritis）では，発熱，全身倦怠感，体重減少などの全身症状に加えて，鎖骨下・上腕動脈の閉塞・狭窄により，橈骨動脈拍動が触れなくなる"脈なし"症状が起こり，総頸動脈の障害（頸動脈洞反射の亢進）で失神発作が，また狭窄部位が左右上下に偏っている場合には左右上下肢の血圧差が出現する．初発時に頸部痛を訴えることも多い．HLA-B52 との相関が示唆されており，潰瘍性大腸炎の合併が多い．男女比は 1：9 で，発症時の年齢は 15〜35 歳が多い．わが国での患者数は約 5,000 人である．

病　態

　遺伝的な素因として，HLA-B52，B39 との相関があるといわれる．一方，前駆症状として感冒様症状が認められることが多く，ウイルス感染などが発症の引き金になる可能性が考えられる．自己反応性 T 細胞などの免疫異常が病態に関与する．中膜に巨細胞が出現する点で側頭動脈炎（TA）と共通の基盤を持つことが推察される（図1）．しかし，病理像では弾性板をターゲットにしたマクロファージによる炎症が主体であるという独特の像がみられ，自己抗体の関与の可能性も考えられる．最近，抗 IL-6 レセプター抗体（トシリズマブ）の有用性が明らかになった．

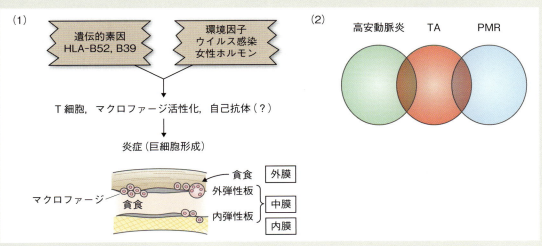

図1　高安動脈炎の病態
TA：側頭動脈炎，PMR：リウマチ性多発筋痛症．

大動脈の分枝の狭窄

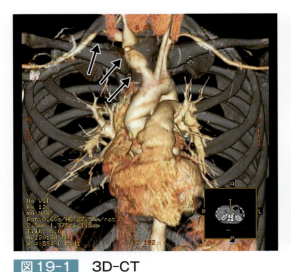

図19-1　3D-CT
右腕頭動脈と鎖骨下動脈の狭窄（矢印）．

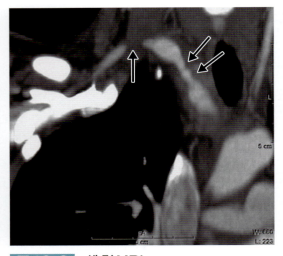

図19-2　造影MRI
右腕頭動脈と鎖骨下動脈の狭窄（矢印）．

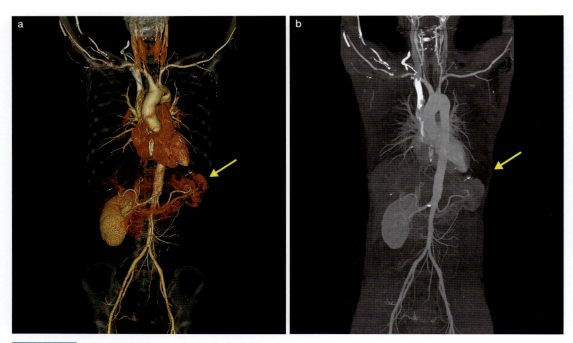

図19-3　高安動脈炎における左腎動脈の狭窄による左腎萎縮
a：3D-CT，b：造影MRI．
左腎の萎縮を認める（黄矢印）．

肺動脈病変（1）

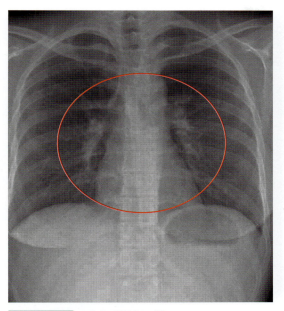

図 19-4 胸部単純X線
両側肺動脈の拡張（円）．

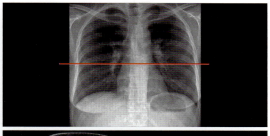
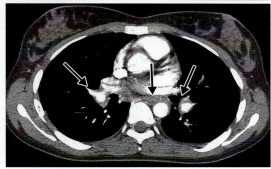

図 19-5 胸部造影CT
両側肺動脈と大動脈の壁肥厚（矢印）．
（図 19-4 と同一症例）

図 19-6 胸部3D-CT
両鎖骨下動脈に狭窄がみられる（矢印）．
（図 19-4，19-5 と同一症例）

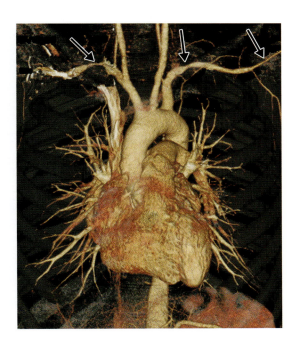

肺動脈病変（2）

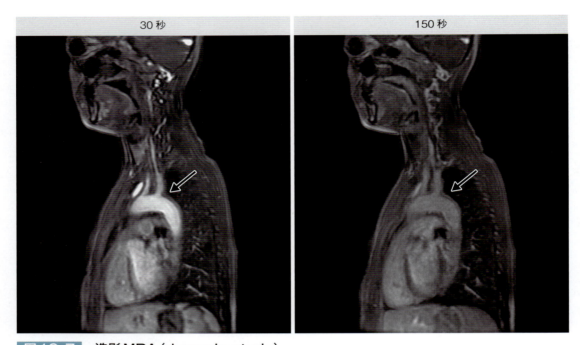

図19-7 造影MRA（dynamic study）
大動脈弓の壁肥厚（矢印）がみられる．（図19-4，19-5と同一症例）

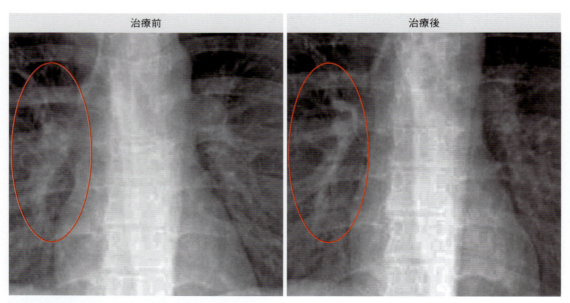

図19-8 治療による肺動脈の縮小（円）（胸部単純X線）
（図19-4，19-5と同一症例）

病理組織像

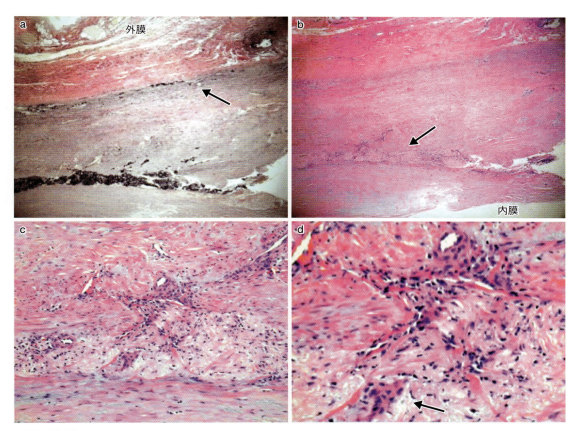

図19-9 高安動脈炎の大動脈の手術標本の病理組織像

a：外弾性板は破壊されて痕跡を認めるのみである（矢印）(EVG染色).
b：aと同じ部位のHE染色では，内弾性板の近傍に増生した毛細血管から炎症細胞の浸潤がみられる（矢印）.
c：bの拡大図（HE染色）.
d：浸潤している炎症細胞はマクロファージが主体で，内弾性板を破壊しつつ集簇して肉芽腫を形成しつつある（矢印）(HE染色).

20 古典的結節性多発動脈炎

疾患の概念

　結節性多発動脈炎（polyarteritis nodosa, PN）は全身の中小の筋型動脈の全層にフィブリノイド壊死を伴う原因不明の炎症性疾患である．顕微鏡的多発血管炎が独立疾患として分離され，本症は古典的PNとして区別されるようになった．発熱・体重減少（ほぼ必発），関節痛・筋肉痛（約50％），高血圧症（約50％），腎障害，急性腹症，多発性単神経炎などで発症する．その他，有痛性の皮下結節，皮膚潰瘍，睾丸痛や腫脹，脳梗塞，心筋梗塞などがみられる．皮膚に限局した皮膚型は全身に動脈瘤を形成するタイプに比べ予後が良い．
　中年以降の男性に好発し（男女比3：1），わが国の患者数は約3,000人である．

病　態

　本症の病態形成にあたっては，何らかの抗原とそれに対する抗体により形成される免疫複合体の血管内皮への沈着と補体の活性化（フィブリノイド壊死の形成）が重要である（図1）．B型肝炎ウイルスの関与が報告されているが，わが国では必ずしも多くはない．本症は，変性期，急性炎症期，肉芽腫形成期，瘢痕期と進展し，血管壁の破壊により動脈瘤が形成される．

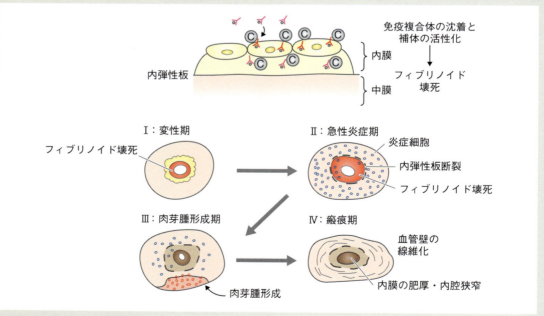

図1　古典的PNの病態

皮下結節と精巣上体炎

図20-1 発赤を伴う有痛性の皮下結節

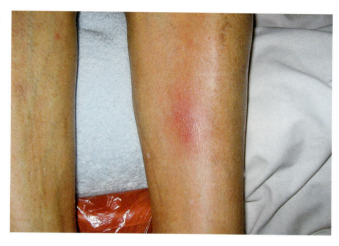

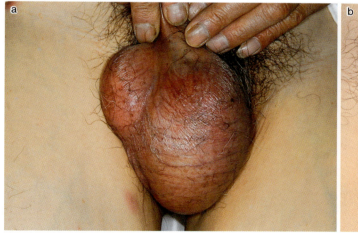
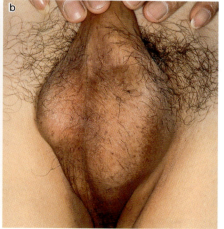

図20-2 精巣上体炎
a：陰嚢の発赤と腫大.
b：軽快像.

皮膚・筋肉の病理組織像

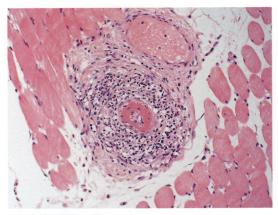

図20-3 筋生検
内膜のフィブリノイド壊死を伴う，血管壁への炎症細胞の浸潤（HE染色）．

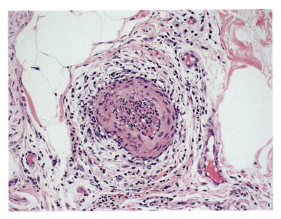

図20-4 皮膚生検①
内膜への細胞浸潤とフィブリノイド壊死が目立つ（HE染色）．

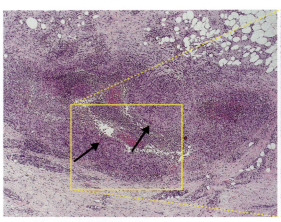

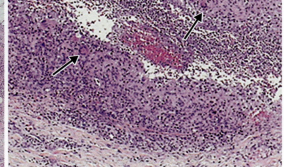

図20-5 皮膚生検②
巨細胞（矢印）を伴う肉芽腫形成（HE染色）．

腹部の血管炎

図20-6 腹部単純CT
左腎動脈瘤破裂による血腫（矢印）．

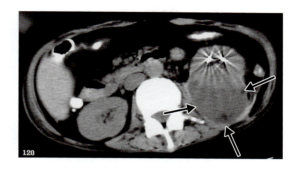

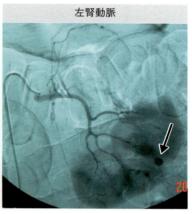

図20-7 腹部血管造影
多数の動脈瘤を認める（矢印）．

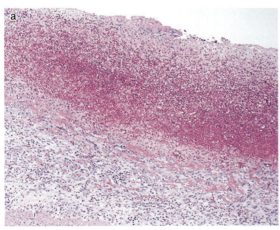
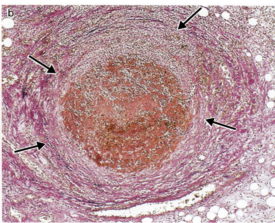

図20-8 穿孔した小腸切除標本の組織所見
a：穿孔部には出血を伴うフィブリノイド壊死と炎症細胞の浸潤を認める（HE染色）．
b：血管壁には炎症細胞浸潤による弾性板の断裂を認める（矢印）（EVG染色）．

四肢にみられた動脈瘤と破裂

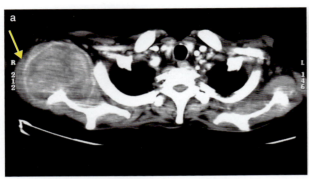
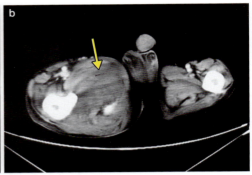

図20-9　動脈瘤の破裂による右腋窩部（a）・右大腿部（b）の巨大血腫（黄矢印）（単純CT）

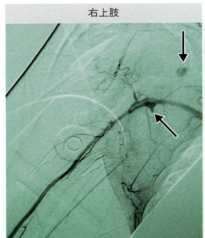
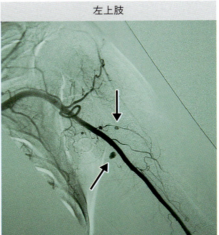

図20-10
上肢血管造影
左右の上腕動脈に動脈瘤を認める（矢印）．

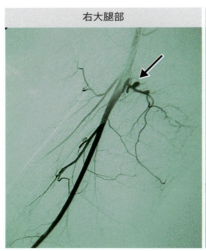
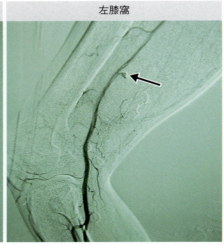

図20-11
下肢血管造影
左右の大腿動脈に動脈瘤を認める（矢印）．

腸管病変と神経病変

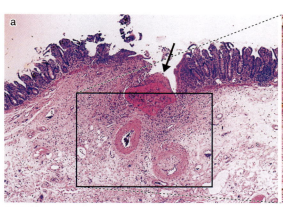

図20-12　腸管穿孔部の病理組織像
a：穿孔部にフィブリノイド壊死と炎症細胞浸潤を認める（黒矢印）（HE染色）．
b：EVG染色では，動脈の弾性板の断裂（黄矢印）と静脈の内膜肥厚（黒矢印）を認める．

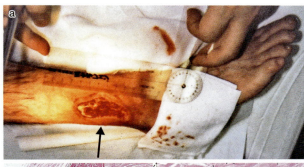
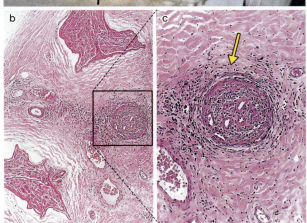
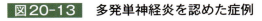

図20-13　多発単神経炎を認めた症例
a：下腿には難治性潰瘍を認める（黒矢印）．
b，c：腓腹神経生検では小血管の閉塞と細胞浸潤がみられた（黄矢印）（HE染色）．

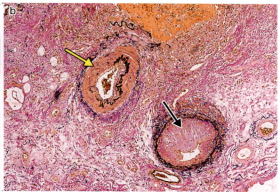
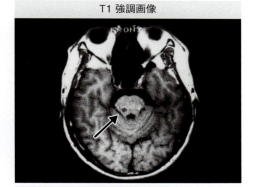

図20-14　脳幹にみられた梗塞病変（矢印）（単純MRI）

皮膚型の古典的 PN

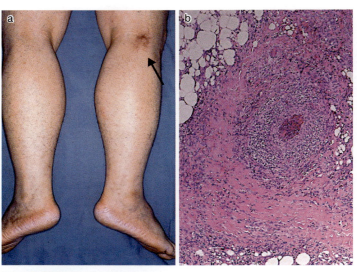

図20-15 皮膚型古典的PN①
a：紅色の皮下結節（矢印），b：病理組織像，フィブリノイド壊死と炎症細胞浸潤（HE染色）．

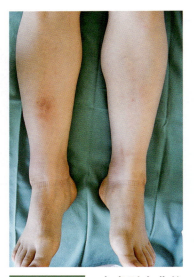

図20-16 皮膚型古典的PN②
右前脛骨部の紅色の皮下結節．右足関節の腫脹を伴っている．

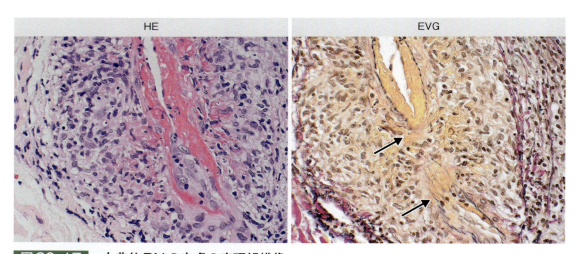

図20-17 古典的PNの皮膚の病理組織像
HE染色では内膜のフィブリノイド壊死と全層の炎症細胞浸潤を認める．EVG染色で内弾性板の断裂を認める（矢印）．（図20-16と同一症例）

21 顕微鏡的多発血管炎

疾患の概念

　顕微鏡的多発血管炎（microscopic polyangiitis, MPA）は急速進行性の糸球体腎炎と肺胞出血（間質性肺炎）を主要症候とする疾患で，P-ANCA（MPO-ANCA：抗好中球細胞質ミエロペルオキシダーゼ抗体）の陽性率が高い．腎の組織像では半月体の形成が認められるが，免疫グロブリンや補体の沈着は認められない（pauci-immune glomerulonephritis）．男女比はほぼ1：1で，好発年齢は55～74歳と高齢者に多く，80歳以上での発症もまれではない．わが国の患者数は約8,000人で，古典的結節性多発動脈炎の約3倍である．

病　態

　MPO-ANCAが病態形成に重要な役割を果たしている．最近，好中球の細胞死形態の一つである好中球細胞外トラップ（neutrophil extracellular traps, NETs）の制御異常がANCA関連血管炎の病態形成に関与することが示唆されている．すなわち，遺伝的素因に感染症・薬剤などの環境因子が作用して生成されたMPO-ANCAが，好中球の活性化により表面に発現されたMPOと作用することにより補体の活性化・NETsの形成を促進し，血管内皮細胞を障害するといった可能性が考えられている（図1）．

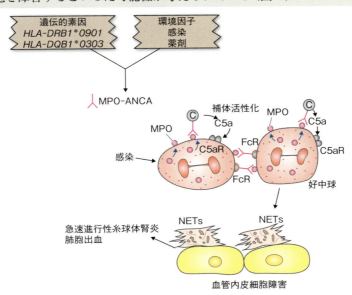

図1　MPAの病態

皮膚症状

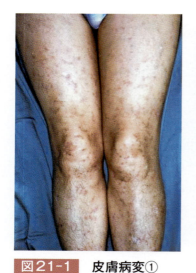

図21-1　皮膚病変①
両側下肢にみられた紫斑.

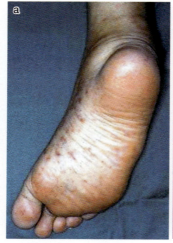

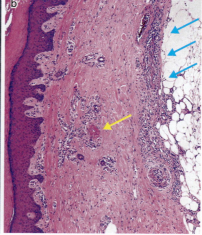

図21-2　皮膚病変②
a：足底部の皮膚の紫斑の肉眼像．b：病理組織像では出血を伴う毛細血管周囲の炎症性細胞浸潤を認め（青矢印），一部にはフィブリノイド壊死もみられる（黄矢印）（HE 染色）．

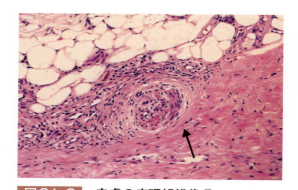

図21-3　皮膚の病理組織像①
毛細血管周囲の炎症細胞浸潤（矢印）（HE 染色）．

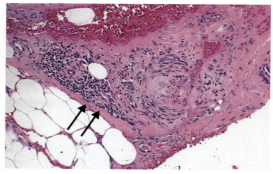

図21-4　皮膚の病理組織像②
出血を伴う毛細血管周囲の炎症細胞浸潤（矢印）（HE 染色）．

肺胞出血

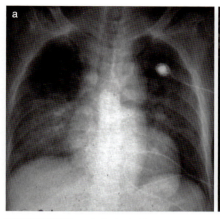
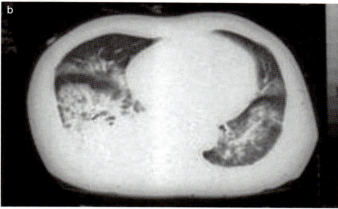

図21-5 肺胞出血①
ステロイド治療で CRP が陰性化した後に発症した肺胞出血．
a：胸部 X 線．b：胸部単純 CT．

図21-6 肺胞出血②
a：発症時．
b：死亡直前．

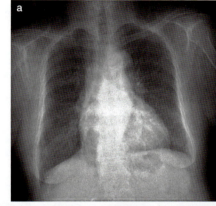
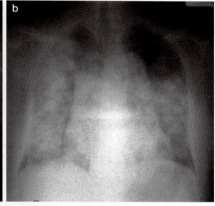

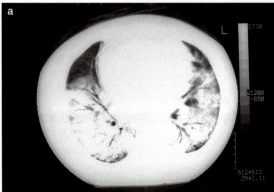
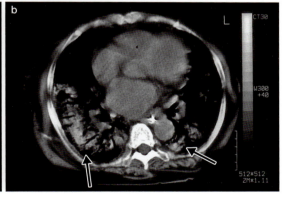

図21-7 肺胞出血③
a：肺野条件．b：縦隔条件．
CT では気管支透亮像（air bronchogram）がみられる（矢印）．

半月体形成性糸球体腎炎

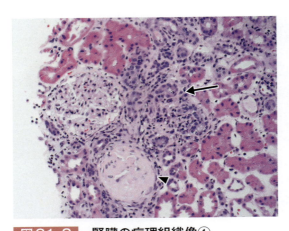

図21-8 腎臓の病理組織像①

硝子化した糸球体（矢頭）と腎間質の肉芽腫形成（矢印）（HE染色）．

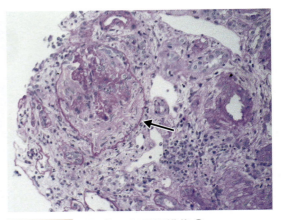

図21-9 腎臓の病理組織像②

半月体の形成（矢印）（PAS染色）．

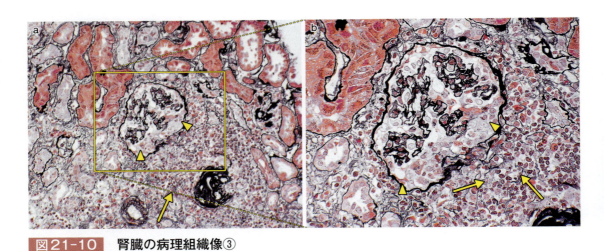

図21-10 腎臓の病理組織像③

半月体の形成（黄矢頭）と間質の肉芽腫形成（黄矢印）を認める（PAM染色）（bはaの拡大図）．

中枢神経病変

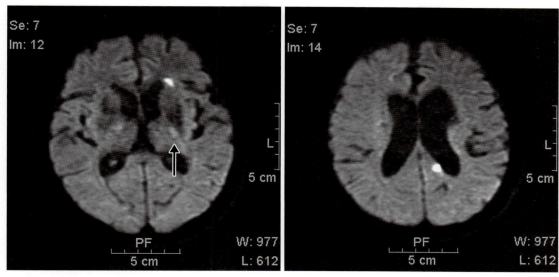

図21-11 頭部MRI（DWI）

DWIにて左側脳室前角白質，左脳梁膨大部に高信号域，また左視床にも小さな高信号域を認める（矢印）．

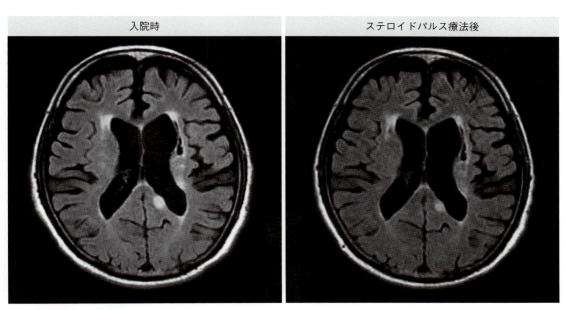

図21-12 頭部MRI（FLAIR画像）

治療後，左脳梁膨大部の病変はステロイド縮小傾向を認めたが，残存した．

22 多発血管炎性肉芽腫症

疾患の概念

多発血管炎性肉芽腫症 (granulomatosis with polyangiitis, GPA) は以前 Wegener 肉芽腫症とよばれた疾患で，上気道，下気道，腎臓の炎症を3大主要症候とし，C-ANCA (PR3-ANCA：抗好中球細胞質プロテイナーゼ3抗体) の陽性率が高いという特徴を有する．上気道，下気道では，巨細胞を伴う壊死性肉芽腫性炎症を示し，腎では半月体の形成を伴う pauci-immune glomerulonephritis を示す．

男女比はほぼ1：1で，好発年齢は，男性は30〜60歳代，女性は50〜60歳代で，わが国の患者数は約2,800人である．

病態

上気道の感染を機に発病したり，細菌感染により再発したりすることが多く，感染症が引き金になっている可能性が考えられる．以前よりシクロホスファミドの有効性が認識され，B細胞が病態形成上の中心的な役割を果たすと考えられてきた．近年，PR3-ANCA が病態形成に重要な役割を果たしていることが明らかにされた．本抗体の発現には *HLA-DPB1*0401* などの遺伝的素因も関与すると考えられる．MPO-ANCA と同様に，PR3-ANCA は活性化好中球の表面の PR3 と結合し NETs の形成を促進すると考えられる（図1）．顕微鏡的多発血管炎（MPA）に比して本症は肉芽腫形成傾向が強い．

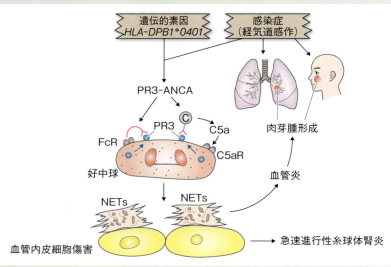

図1　GPAの病態

頭頸部の肉芽腫（1）

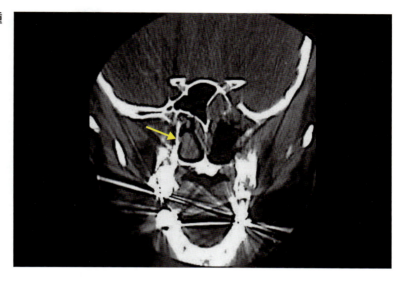

図22-1 鼻腔の肉芽腫のCT像（黄矢印）

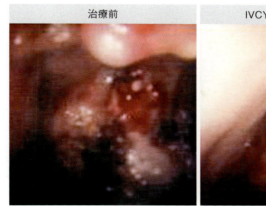

図22-2 鼻腔の肉芽腫の治療前後の変化

IVCY：シクロホスファミド静注療法．

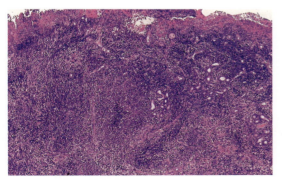

図22-3 鼻腔の肉芽腫の病理組織像①
時に悪性リンパ腫などとの鑑別が困難なことがある（HE染色）．

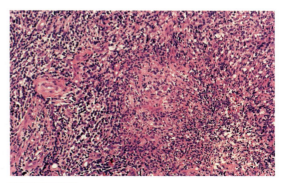

図22-4 鼻腔の肉芽腫の病理組織像②
巨細胞は明らかではない（HE染色）．

頭頸部の肉芽腫（2）

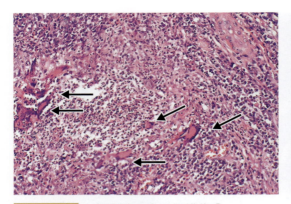

図22-5 鼻粘膜の病理組織像①

肉芽腫の中にいくつかの巨細胞を認める（矢印）（HE染色）．

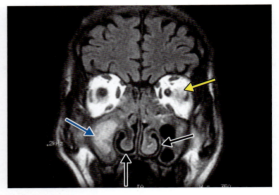

図22-6 上気道病変のMRI所見

鼻粘膜の肥厚（黒矢印），右副鼻腔の充満像（青矢印），左眼窩内の腫瘤（黄矢印）．

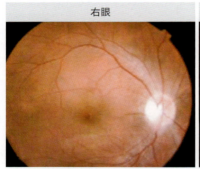
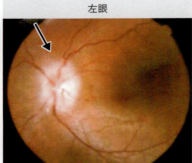

図22-7 左眼窩内の腫瘤による圧迫で生じた乳頭浮腫（矢印）と網膜の循環障害

（図22-6と同一症例）

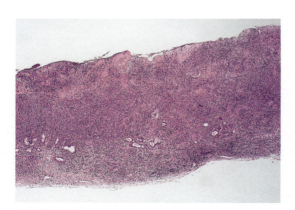

図22-8 鼻粘膜の病理組織像②

肉芽腫を認める（HE染色）．

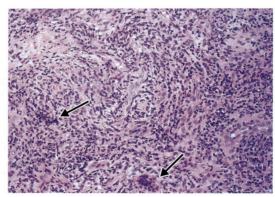

図22-9 鼻粘膜の病理組織像③

肉芽腫の中にいくつかの巨細胞様細胞を認める（矢印）（HE染色）．

肺の肉芽腫（1）

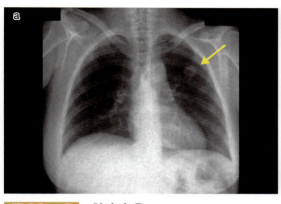
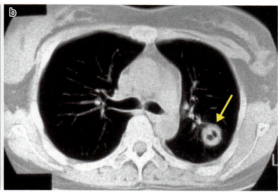

図22-10　肺病変①
a：胸部単純X線，b：胸部単純CT．
壁の厚い空洞がみられる（矢印）．

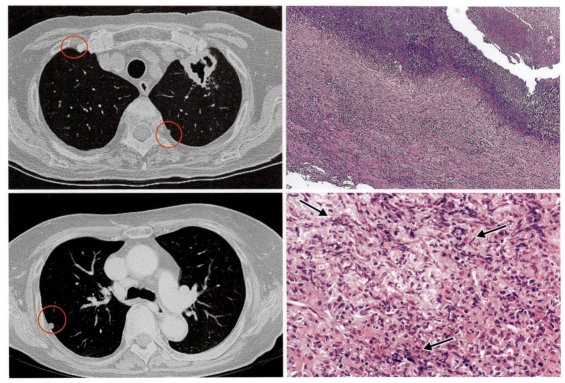

図22-11　肺病変②
左：単純CTでは左上葉の空洞性病変以外に多発する小結節がみられる（円）．
右：病変部の病理組織像では壊死を伴う肉芽腫を認め（上），肉芽腫の中には巨細胞を形成しつつある像がみられる（下）（矢印）（HE染色）．

肺の肉芽腫（2）

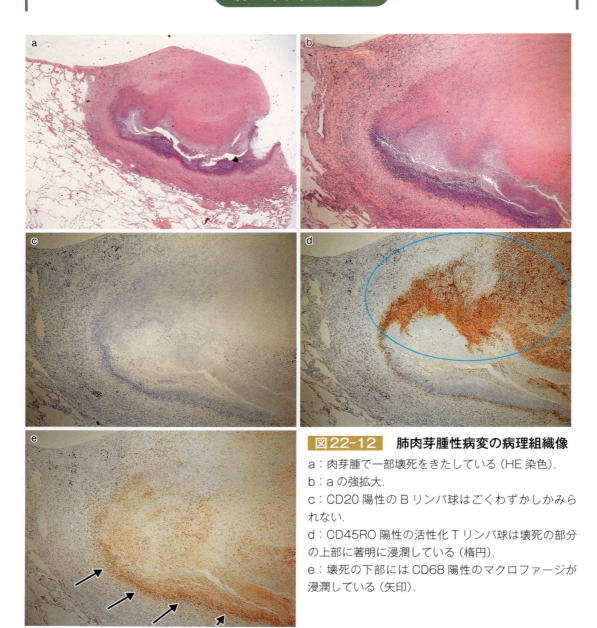

図22-12 肺肉芽腫性病変の病理組織像

a：肉芽腫で一部壊死をきたしている（HE染色）．
b：aの強拡大．
c：CD20陽性のBリンパ球はごくわずかしかみられない．
d：CD45RO陽性の活性化Tリンパ球は壊死の部分の上部に著明に浸潤している（楕円）．
e：壊死の下部にはCD68陽性のマクロファージが浸潤している（矢印）．

腎病変・肥厚性硬膜炎

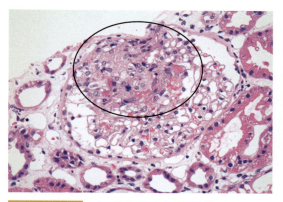

図22-13 腎臓の病理組織像①
腎糸球体の左斜め上半分に半月体の形成を認める（円）（HE染色）．

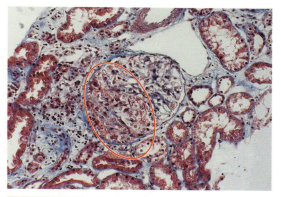

図22-14 腎臓の病理組織像②
腎糸球体の左斜め下半分に半月体の形成を認める（円）（MT染色）．

図22-15 肥厚性硬膜炎の頭部造影MRI①（Gd造影）

a：硬膜の肥厚が造影されている（円）．
b：治療後には硬膜の肥厚は軽快している（円）．

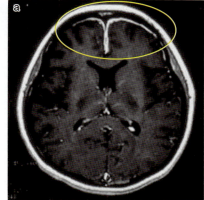
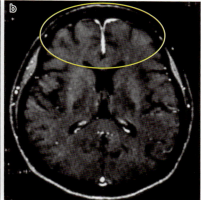

図22-16 肥厚性硬膜炎の頭部造影MRI②（Gd造影）

硬膜の肥厚が造影されている（黄矢印）．

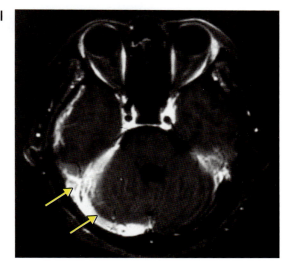

中枢神経病変（1）

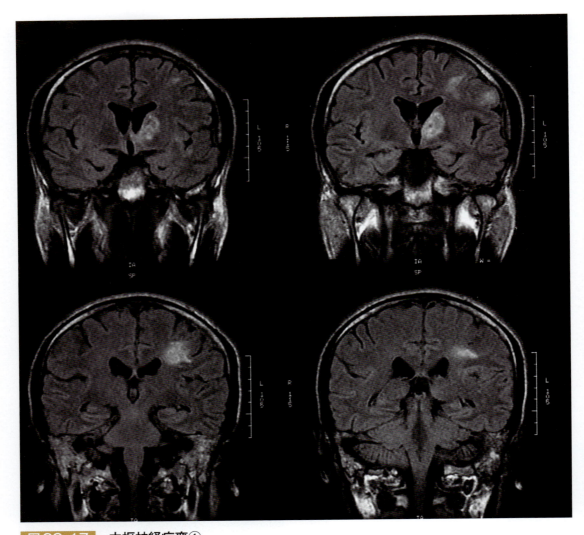

図22-17 中枢神経病変①
MRI FLAIR画像で脳内に多発性の高信号領域を示す．

中枢神経病変（2）

図22-18 中枢神経病変②

MRI T2強調画像でみられる高信号領域のうち，DWIでも高信号域を示すもの（黄矢印）とそうでないもの（青矢印）がある．

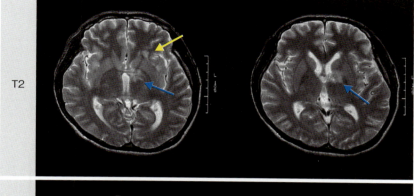

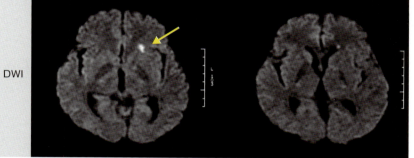

図22-19 中枢神経病変③

MRI T1強調画像で高信号領域を示しGdで増強される病巣（黄矢印）がある．

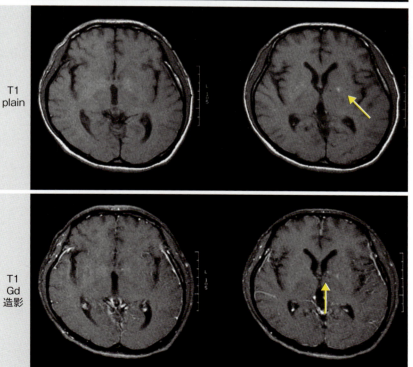

23 好酸球性多発血管炎性肉芽腫症

疾患の概念

好酸球性多発血管炎性肉芽腫症（eosinophilic granulomatosis with polyangiitis, EGPA）は，以前はアレルギー性肉芽腫性血管炎（Churg-Strauss症候群）とよばれていた疾患で，Ⅰ型アレルギーを基盤に発症する血管炎である．先行するアレルギー症状としては，気管支喘息が90％以上を占めるが，アレルギー性鼻炎だけのこともある．検査では末梢血好酸球数の増加・血清IgEの上昇・リウマトイド因子陽性に加えて，約50～60％でP-ANCA（MPO-ANCA）が陽性となる．血管炎症状としては末梢神経障害がほぼ必発で，大多数は多発性単神経炎の形をとる．40～70歳に好発し，男女比は1：1.7でやや女性に多い．わが国での患者数は約2,500人である．

病態

Ⅰ型アレルギーが基盤にあり，感染症・薬剤などの環境因子と自己免疫を生じる体質が加わって血管炎を生じると考えられる（図1）．本症は，ほかの血管炎に比べてTh2細胞の活性化がみられる点が異なっており，腎障害の合併が少ないことと何らかの関係があるものと推察される．すなわち，本症でもMPO-ANCA陽性例には腎障害の合併が認められるが，その頻度は顕微鏡的多発血管炎（MPA）に比べると著しく低い（約25％）．

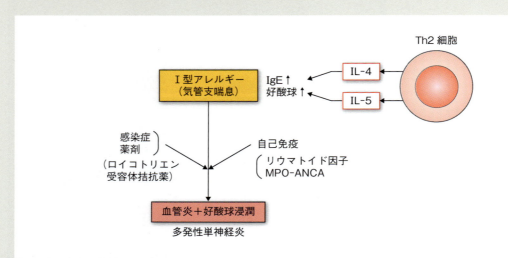

図1　EGPAの病態

末梢神経障害

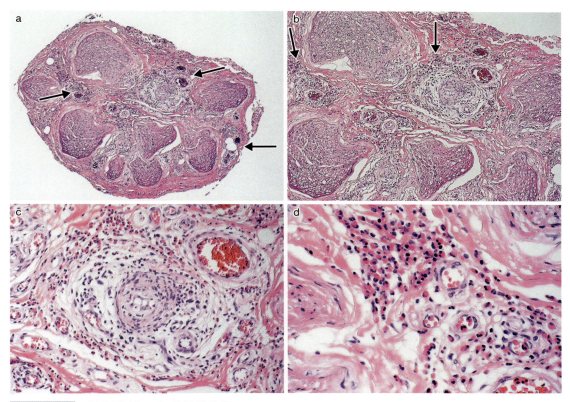

図23-1 神経生検の病理組織像①
a：×1，b：×4，c：×10，d：×20．
a：所々の血管にうっ血が認められる（矢印）（HE染色）．
b〜d：好酸球の浸潤を伴う小血管の肉芽腫性炎症が認められる（矢印）（HE染色）．

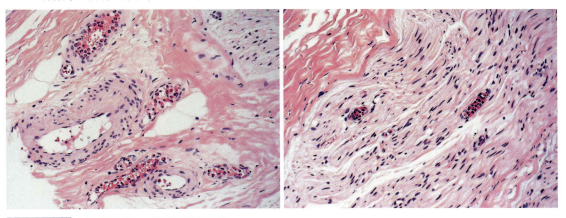

図23-2 神経生検の病理組織像②
この例では好酸球の血管内腔への集簇しか認められない．おそらく炎症の早期段階の像ではないかと思われる（HE染色）（左右は別症例）．

皮膚病変

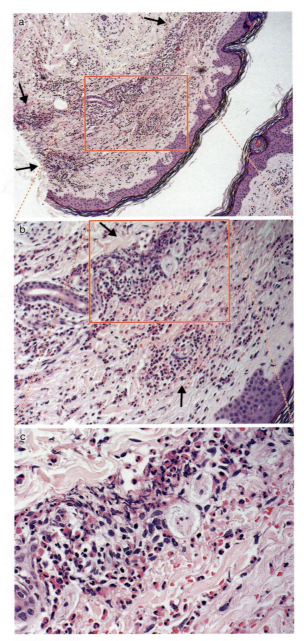

図23-3 皮膚生検の病理組織像

好酸球の浸潤を伴う小血管の肉芽腫性炎症が認められる（矢印）（HE染色）.
b, cは強拡大.

24 IgA血管炎

疾患の概念

　過敏性血管炎は 2012 年より IgA 血管炎と名称が改められた．薬剤や細菌感染を契機に生じる毛細血管の炎症である．小児の Henoch-Schönlein 紫斑病は本疾患の亜型である．病理組織学的には皮膚の白血球破砕性血管炎の像を示す．症状として皮膚の触知可能な紫斑（palpable purpura），関節痛，腹痛，蛋白尿などがみられる．治療は，原因因子の除去だけで軽快する場合も多いが，腎炎を合併した場合にはステロイドによる治療が行われる．主に幼稚園児や学童でみられるが，成人や高齢者でも発病することがある．

病　態

　薬剤や感染などに対するアレルギー性の反応が原因となり，細い血管（微小循環系）に炎症が起こるが，IgA の関与した免疫複合体が病態形成に重要な働きをしていると考えられる（図1）．血液凝固第XIII因子の低下がみられ紫斑の形成に関与する．感染症では，溶血性連鎖球菌，EB ウイルス，B 型肝炎ウイルス，C 型肝炎ウイルス，HIV，細菌性心内膜炎などが関与し，薬剤では，サルファ剤，抗菌薬，アスピリン，フェニトイン，アロプリノールなどがある．

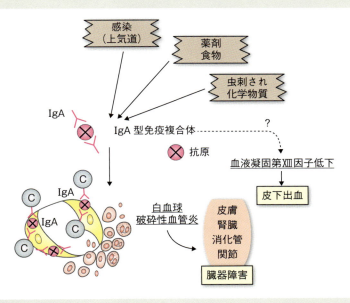

図1　IgA血管炎の病態

四肢の紫斑

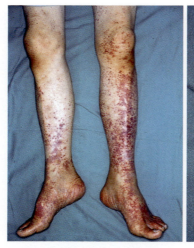

図24-1　下肢の紫斑（palpable purpura）
右は左下腿の拡大．

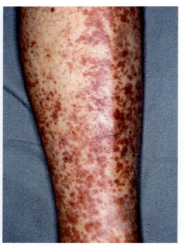

図24-2　上肢の紫斑（palpable purpura）

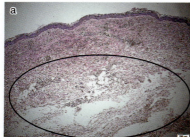
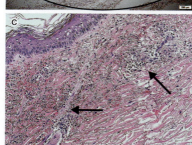
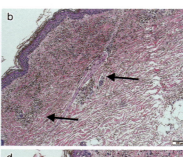
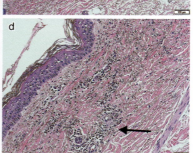

図24-3　皮疹部の生検の病理組織像
真皮の浮腫（円）(a) と毛細血管に白血球の破砕像を伴った炎症細胞の浸潤および出血像を認める（矢印）(b)（HE染色）．
c, d は b の拡大．

紫斑・合併症

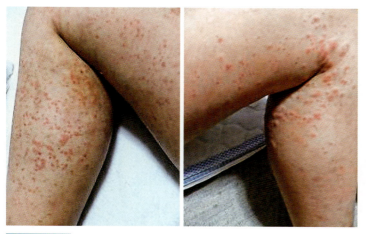

図24-4 紫斑（palpable purpura）①

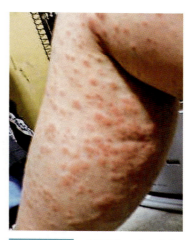

図24-5 紫斑（palpable purpura）②

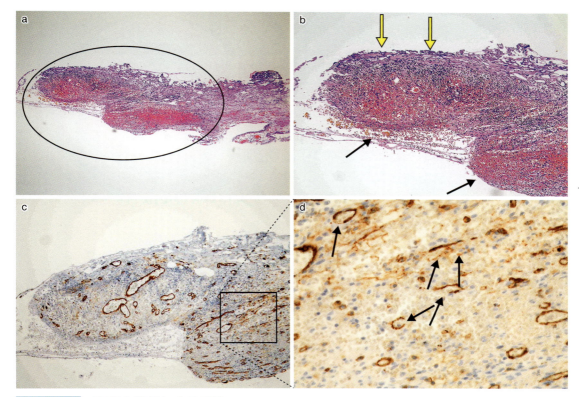

図24-6 胆嚢血管炎による穿孔

a：出血と炎症細胞浸潤がみられる（円）（HE染色）．
b：壁の中に炎症細胞浸潤（黄矢印）と出血（黒矢印）を認める（HE染色）．c, d：毛細血管の壁の断裂がみられる（矢印）（CD31免疫染色）．

25 その他

リウマチ熱(1)

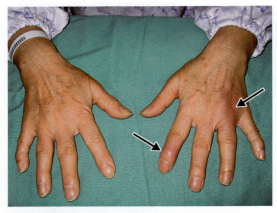

図25-1 リウマチ熱①
左第2DIP関節,第4MCP関節に発赤を認める(矢印).

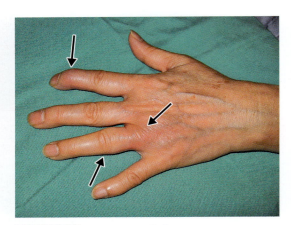

図25-2 リウマチ熱②
左第2DIP関節,第4MCP関節に発赤を認める(矢印),第4PIP関節の腫脹も認める(矢印).

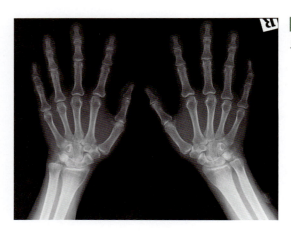

図25-3 リウマチ熱③
単純X線では骨の変化は認めない.

リウマチ熱（2）

図25-4　リウマチ熱④
MRIでは発赤部に一致して血流の上昇がみられる（矢印）．

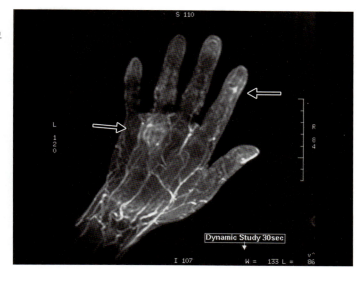

図25-5　リウマチ熱にみられた僧帽弁閉鎖不全
心臓超音波では左心室（LV）から左心房（LA）への逆流がみられる（青）．

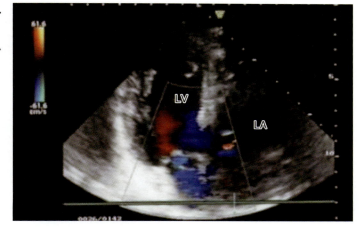

帯状疱疹・ニューモシスチス肺炎（PCP）

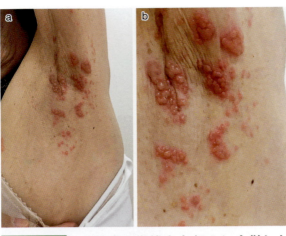

図25-6 左腋窩の帯状疱疹（RAに合併したもの）

bはaの拡大図．

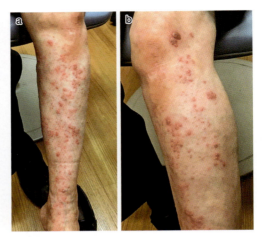

図25-7 左下腿の帯状疱疹（RAに合併したもの）

bはaの拡大図．

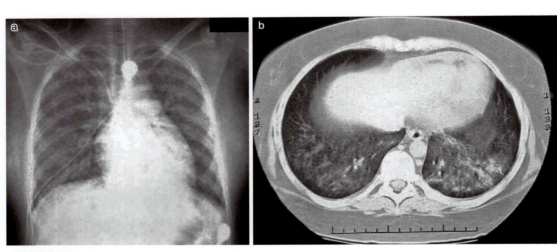

図25-8 PCP（RAに合併したもの）

a：胸部単純X線で淡いすりガラス陰影．
b：胸部単純CTで淡いすりガラス陰影．
胸膜直下のスペースには病変がみられないことに注意．

非定型肺炎

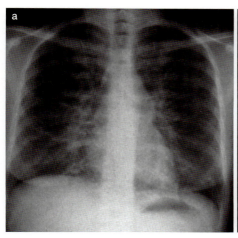
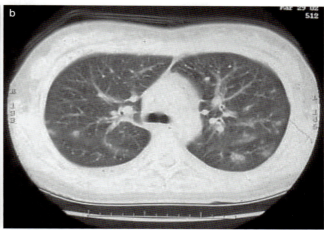
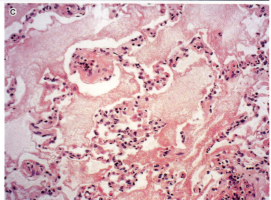

図25-9 多発筋炎の治療中に生じた致死的レジオネラ肺炎

a：胸部単純X線.
b：胸部単純CT.
大小の斑状陰影がびまん性にみられる．肺のびまん性浸潤陰影が急速に広がり死亡した．
c：剖検での病理組織像．肺胞壁の炎症性壁肥厚と肺胞内への著明な滲出．肺からはレジオネラがPCRで検出された．

粟粒結核

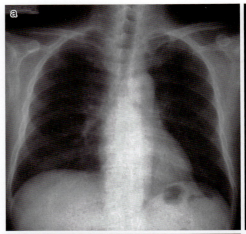
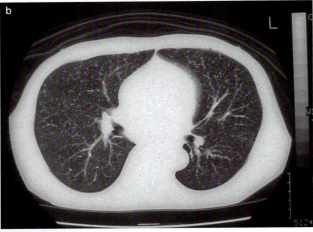
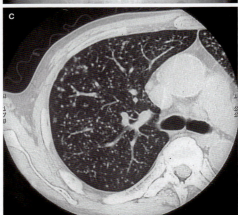

図25-10 高齢で初発のSLE患者に合併した粟粒結核

a：胸部単純X線では一見正常に見える．
b, c：胸部単純CTではびまん性の粟粒陰影が見える．

骨粗鬆症

図25-11 多発筋炎のステロイド治療中に生じた脊椎圧迫骨折（矢印）

胸部単純X線．aからbへの期間が3ヵ月で，進行がみられる．

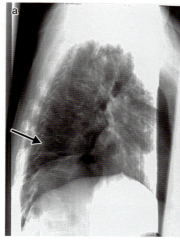
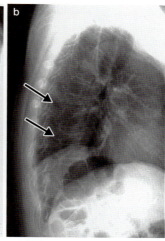

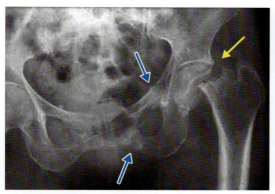

図25-12 大腿骨頸部骨折（黄矢印）と骨盤骨折の併発（青矢印）（単純X線）

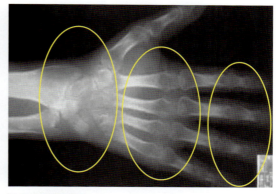

図25-13 RAの手の関節のperiarticular osteopenia（円）（単純X線）

RAの初期の変化としてみられる．

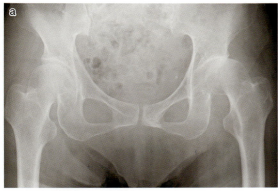

図25-14 大腿骨頸部骨折

単純X線（a）では，骨折部位ははっきりしないが，MRI（STIR画像）（b）では，明確に骨折部位がわかる（矢印）．

メトトレキサート（MTX）誘発悪性リンパ腫（1）

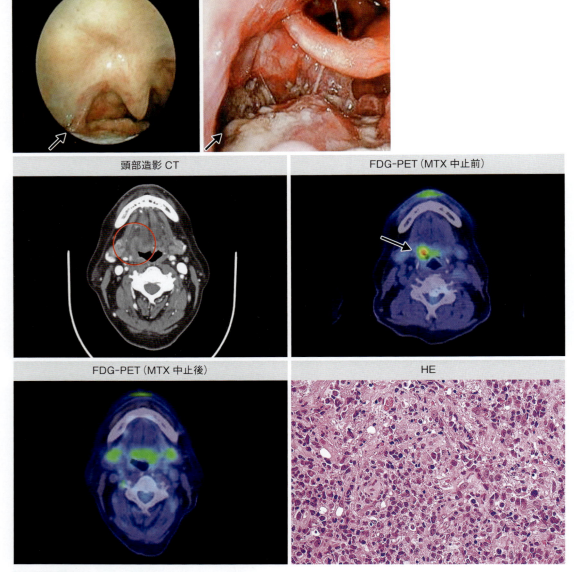

図25-15　MTX誘発悪性リンパ腫

上段：咽頭の写真．右咽頭後壁に発赤がみられ，中咽頭部では右側に潰瘍を伴う病変が確認できる（矢印）．
中段：造影CTで右中咽頭部に腫瘤影がみられ（円），同部位にFDG-PETでの集積像を認める（矢印）．
下段左：MTX中止後の画像所見の変化．FDG-PETでは，MTX中止前にみられた集積像（中段右：矢印）が中止後消失している．本症例は，MTX中止のみで化学療法は行わず，腫瘍は消失した．
下段右：生検組織の病理像．N/C比が高く，核の切れ込みを有する異形成の強い細胞が認められる（HE染色）．

メトトレキサート（MTX）誘発悪性リンパ腫（2）

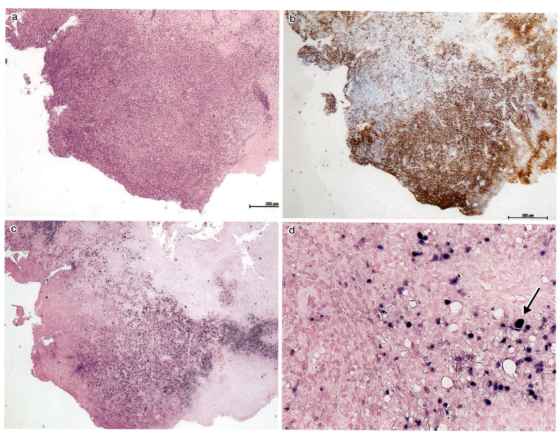

図25-16 中咽頭部の生検組織の病理像

a：HE 染色．一部壊死を伴う細胞浸潤がみられる．
b：CD20 の免疫染色．CD20 陽性細胞が数多く浸潤している．
c：EBER-ISH の所見．CD20 陽性細胞の分布にほぼ一致して EB ウイルス陽性の細胞も数多く存在するのがわかる．
d：c の弱拡大．紫色に染まっている細胞が EB ウイルス陽性の細胞（矢印）．
EBER：EB virus-encorded small RNA，ISH：*in situ* hybridization.
（図25-15 と同一症例）

索 引

欧文索引

A
Acute confusional state　50
acute on chronic　117
Adie瞳孔　55
adult Still's disease　136
air bronchogram　15, 16, 40, 84, 163
anti-phospholipid antibody syndrome　58
Apple tree sign　92
APS　58
Autonomic disorder　55

B
Baker嚢腫　9
beautiful bone scan　135
Behçet's disease　100
Bevans型　26
Bouchard結節　20
Bywaters型　26

C
C-ANCA　166
calcium pyrophosphate dihydrate　125
CD20　187
CD31　179
CD68　170
CD68陽性　118
Churg-Strauss症候群　174
CM関節症　21
cock-up toe deformity　10
COP　15
CPPD　125
CREST症候群　65
crowned dens症候群　127
cytoid body　43

D
Demyelinating syndrome　51

dermatomyositis　77
DIC　136
discoid fibrosis　19
DM　77
DWI　57

E
EBウイルス　91
EBER-ISH　187
EGPA　174
enthesopathy　120
entrapment neuropathy　27
eosinophilic granulomatosis with polyangiitis　174
erosive OA　23

F
F型（B型）細胞　4
FDG-PET　142, 186
free air　69

G
GAVE　72
Gottron徴候　77
GPA　166
granulomatosis with polyangiitis　166

H
HA　125
Heberden結節　20
Henoch-Schönlein紫斑病　177
HLA-B27　120
HLA-B38　120
HLA-B39　149
HLA-B52　149
HLA-CW6　120
HLA-DPB1*0401　166
hydroxyapatite　125
hypopyon　104

I
^{123}I-MIBG心筋シンチグラフィー　56
IFN signature　33
IFN-γ　136
IgA血管炎　177
IgG4 related disease　94
IgG4関連疾患　94
IL-1　1
IL-6　1, 136, 141, 146
IL-6 mRNA　50
IL-18　136

L
LAC　58
lupus anti-coagulant　58
lupus nephritis　44

M
M型（A型）細胞　4
malignant RA　26
MCTD　87
mechanic's hand　77, 83
microscopic polyangiitis　161
mixed connective tissue disease　87
modified Rodnan Total Skin Score　63
monosodium urate　125
MPA　161
MPO-ANCA　161, 174
MRA　26
MRI（STIR画像）　185
MSU　125
MTX肺炎　17
MTX誘発悪性リンパ腫　186

N
NALP3インフラマソーム　125
NAM　77
necrotizing autoimmune myositis　77

NETs 33, 161, 166
neuropsychiatric SLE 49
neutrophil extracellular traps 33, 161
NPSLE 49

O

O脚変形 22

P

P-ANCA 161, 174
palpable purpura 177, 178
PAM染色 46
PAS染色 46
pauci-immune glomerulonephritis 161, 166
PCP 18, 182
pencil in cup 123
periarticular osteopenia 185
perivascular cuffing 102, 112, 116
plexiform lesions 90
PM 77
PMR 141, 146
PN 154
polyarteritis nodosa 154
polymyalgia rheumatica 141
polymyositis 77
PR3-ANCA 166
PRES 57

R

Raynaud現象 62
RCVS 57
relapsing polychondritis 132
remitting seronegative symmetrical synovitis with pitting edema 141
Reversible focal neurological deficit 54
rheumatoid arthritis 1
rheumatoid vasculitis 26
RP 132
RS3PE症候群 141, 143

S

seronegative spondyloarthropathy 120

Sjögren's syndrome 91
SLE 33
SS 91
SSc 62
steroid psychosis 49
systemic lupus erythematosus 33
systemic sclerosis 62

T

T細胞抗原レセプター 100
Tリンパ球の過剰反応性 100
TA 146, 149
Takayasu's arteritis 149
TCDD 91
temporal arteritis 146
tetrachlorodibenzodioxin 91
Th2細胞 94, 174
thrombophlebitis 108
TLR 125
TNF- 1
TNF阻害薬 19
Toll様受容体 125

W

Wegener肉芽腫 166
wireloop lesion 45

和文索引

あ

悪性関節リウマチ 26
悪性リンパ腫 140
アポトーシス 119
アミロイドーシス 14, 136
アレルギー性肉芽腫性血管炎 174
鞍鼻 133

い

胃前庭部毛細血管拡張症 72
Ⅰ型インターフェロン 33
インフリキシマブ 113

う

右腕頭動脈 150

え

エストロジェン 33
エンドセリン受容体拮抗薬 87
円板状紅斑 34

お

横断性脊髄炎 53

か

外陰部潰瘍 102
外弾性板 153
海馬の顆粒細胞層 50
外反変形 27
回盲部 112
潰瘍 30
潰瘍性大腸炎 149
潰瘍性瘢痕 65
カギワシ変形 10
顎下腺 95
滑液包 142
活性化マクロファージ 118
滑膜炎 106
滑膜断裂 7
過敏性血管炎 177
ガリウムシンチグラフィー 145
環軸椎亜脱臼 12
間質性肺炎 32, 71, 161
関節炎 37, 106, 135
関節鏡 2
関節リウマチ 1
関節裂隙の狭小化 20
乾癬性関節炎 120, 122
冠動脈 30

き

気管支鏡 110
気管支透亮像 163
偽関節 4
気管内腔の狭窄 134
偽腔 109
器質化血栓内の血管新生 111
偽性リンパ濾胞 3
偽痛風 125
基底層の液状変性 36
気道狭窄 134
逆ゴットロン徴候 83

キャッスルマン病　99
急性型神経ベーチェット病　116
急性錯乱状態　53
急性進行性間質性肺炎　86
急性痛風発作　128
急速進行性の糸球体腎炎　161
強直性脊椎炎　120
強皮症　62
胸部仮性動脈瘤　109
胸膜炎　31, 39, 138
巨細胞　25, 148, 156, 168, 169
巨細胞様細胞　168
巨大血腫　158
筋腱付着部炎　120
筋生検　98

く

空洞　169
空洞性病変　169

け

蛍光抗体法　41
蛍光色素試験　93
劇症型APS　58
血液凝固第XIII因子の低下　177
血管炎　60
血管周囲の線維化　25
血管新生　3
血管の内膜肥厚　64
血球貪食症候群　139
結晶性関節炎　125
血清IgE　174
血清反応陰性脊椎関節症　120
血清フェリチン値　136
結節性紅斑　103
結節性多発動脈炎　154
血栓　105, 114, 115
血栓形成傾向　114
血栓性静脈炎　108
ケブネル現象　137
限局型SSc　65
顕微鏡的多発血管炎　154, 161

こ

抗CADM-140抗体　77
抗DNA抗体　33, 44

抗DNAトポイソメラーゼI抗体　62
抗IL-6レセプター抗体　146, 149
抗MDA5抗体　77
抗melanocyte differentiation antigen 5抗体　77
抗Mi-2抗体　77
抗NMDAレセプターNR2抗体　49
抗NXP-2抗体　77
抗RNAポリメラーゼIII抗体　62
抗Scl-70抗体　62
抗signal recognition particle抗体　77
抗Sm抗体　49
抗SRP抗体　77
抗SS-A抗体　91
抗SS-B抗体　91
抗TIFI-γ抗体　77
抗U1-RNP抗体　62, 87
抗アクアポリン4抗体　51, 52
抗カルジオリピン抗体　58
後眼部ぶどう膜炎　104
高ガンマグロブリン血症　91
口腔内アフタ性潰瘍　101
口腔内の潰瘍　37
抗好中球細胞質プロテイナーゼ3抗体　166
抗好中球細胞質ミエロペルオキシダーゼ抗体　161
高サイトカイン血症　136
好酸球　176
好酸球数　174
好酸球性筋膜炎　76
好酸球性多発血管炎性肉芽腫症　174
抗セントロメア抗体　62
好中球　100
好中球細胞外トラップ　161
抗II型コラーゲン抗体陽性　132
後腹膜線維症　94
抗β$_2$-グリコプロテインI抗体　58
抗リボソームP抗体　44, 49
抗リン脂質抗体症候群　58
V型ループス腎炎　45
股関節　142
黒内障　146
骨髄CD34＋細胞　1

ゴットロン徴候　77, 79
骨盤骨折　185
骨浮腫像　38
混合性結合組織病　87

さ

再発性多発軟骨炎　132
細胞内センサー　125
鎖骨下動脈　150
左腎動脈の狭窄　150
左腎動脈瘤破裂　157
左心不全　72
サーモンピンク疹　137
III型アレルギー　26, 33, 44
散在斑紋型　65

し

シェーグレン症候群　91
耳介　132
耳介軟骨炎　132
耳介の発赤　133
耳下腺造影　92
色素脱失　71
色素沈着　71, 81, 129
シクロホスファミド　166, 167
自己免疫性膵炎　94
視神経　105
歯突起　13
紫斑　29, 162
ジャクー変形　38
縦隔気腫　85
手指の硬化　63
出血　59, 162
出血性脳梗塞　59
上強膜炎　29, 133
小結節　169
掌蹠膿疱症　124
静脈血栓　107
上腕動脈　158
食道の拡張　68
自律神経障害　55
腎盂の拡張　42
伸筋腱断裂　8
心筋梗塞　30
神経生検　175
人工膝関節置換　9
心臓超音波　89

心嚢水　73, 138
心膜炎　31, 39

す

垂直脱臼　12
水平脱臼　12
すりガラス陰影　182

せ

成人呼吸促迫症候群　138
成人スチル病　136
精巣上体炎　155
脊椎圧迫骨折　185
舌小帯の短縮　63
線維軟骨の石灰化　126
穿孔　113
全身性エリテマトーデス　33
全身性硬化症　62
浅側頭動脈　147
仙腸関節炎　120
前房蓄膿　104

そ

爪上皮の延長　66
僧帽弁閉鎖不全　181
側頭動脈炎　146, 149
粟粒結核　184
ソーセージ様手指腫脹　87

た

体重減少　154
帯状疱疹　182
大腿骨頸部骨折　185
大腿骨頭　22
大腿骨頭壊死　43
大腿造影MRI　78
大腿動脈　158
大動脈弓の壁肥厚　152
大動脈壁の肥厚　107
唾液腺　95
唾液腺シンチグラフィー　93
唾液腺生検　92
高安動脈炎　149
多クローン性B細胞活性化　91
多発筋炎　77
多発血管炎性肉芽腫症　166
多発性単神経炎　174

多発単神経炎　27, 159
弾性板の断裂　60, 157
胆嚢血管炎　179

ち

中枢神経病変　172
中膜　148
超音波　147
腸関節炎　120
腸管穿孔部　159
腸管嚢気腫症　69
腸管病変　115
腸管壁の肥厚　42
蝶形紅斑　34

つ

痛風　125
痛風結節　128, 131
痛風性関節炎　128
爪周囲の紅斑　82
爪周囲の出血　29
爪の変化　122

て

電子顕微鏡所見　47
天疱瘡　101

と

頭部MRI　50, 165
動脈炎　53
動脈血栓　58
動脈瘤　108, 158
トシリズマブ　146, 149

な

内弾性板　153
内膜肥厚　159
軟性白斑　75
難治性潰瘍　159

に

2核のニューロン　119
肉芽　1
肉芽腫　167
肉芽腫形成　164
肉芽腫性炎症　175
乳頭浮腫　168

ニューモシスチス肺炎　18, 182
ニューロン　119
尿細管間質性腎炎　97
尿酸　125

の

脳幹の萎縮　117
脳幹の血管炎　54

は

肺高血圧　73
肺出血　110
肺塞栓　107
肺動脈性肺高血圧症　87
肺動脈の拡張　151
肺動脈瘤　110, 111
肺動脈瘤破裂　111
肺胞隔壁の毛細血管炎　47
肺胞出血　40, 47, 161, 163
バージャー病　76
播種性血管内凝固症候群　136
白血球破砕性血管炎　177
白血球破砕像　178
針反応　103
半月体形成　164, 171
半月板の石灰化　127
パンヌス　1
反応性関節炎　120

ひ

皮下結節　8, 28, 155, 160
皮下出血　28
皮下の血栓性静脈炎　103
皮下の石灰化　67
肥厚性硬膜炎　94, 97, 171
脾腫　139
非定型肺炎　183
ヒドロキシアパタイト　125
鼻粘膜肥厚　168
皮膚型古典的PN　160
皮膚筋炎　77
腓腹神経生検　159
皮膚硬化　62
皮膚生検　156
びまん性肺胞障害　77, 84, 86
表層細胞　3
表層細胞の重層化　23

ピロリン酸カルシウム　125

ふ

フィブリノイド壊死　27, 154, 156, 160
ブシラミン　14
プロスタサイクリン　87

へ

ベーチェット病　100
ヘモジデリン貪食マクロファージ　47
ヘリオトロープ疹　77, 79
辺縁系脳炎　50
偏光顕微鏡　126
べんち　10

ほ

蜂巣肺　71
ホスホジエステラーゼ-5阻害薬　87
ボセンタン　74
補体　33
ポリープ様構造物　16

ま

マクロファージ　153, 170
末梢神経障害　61, 174
末節の骨吸収像　67
麻痺性イレウス　68

慢性進行型神経ベーチェット病　117
慢性痛風性関節炎　129

み

ミクリッツ病　94
"脈なし"症状　149

む

無症候性の脳梗塞　61

め

メサラジン　113
メトトレキサート肺炎　17
免疫複合体　48

も

毛細血管壁の断裂　179
毛嚢炎様皮疹　103
網膜血管炎　43
網膜出血　75

ゆ

指先の壊死　66
指先の潰瘍性瘢痕　63

よ

^{123}I-MIBG心筋シンチグラフィー　56

Ⅳ型ループス腎炎　45, 48

ら

ライター症候群　120

り

リウマチ性多発筋痛症　141, 146
リウマチ熱　180
リウマトイド因子　91
リウマトイド疹　137
両下腿・足背の浮腫　143
両眼の白斑　43
両鎖骨下動脈の狭窄　107
リンパ濾胞様　98

る

涙腺　95
涙腺炎　97
ループス抗凝血素　58
ループス腎炎　41, 44
ループス精神病　49
ループス腹膜炎　42

れ

レイノー現象　62
レジオネラ肺炎　183

検印省略

リウマチ・膠原病アトラス

定価(本体 7,500 円 + 税)

2018 年 4 月 1 日 第 1 版 第 1 刷発行

著　者	廣畑　俊成(ひろはた　しゅんせい)
発行者	浅井　麻紀
発行所	株式会社 文光堂
	〒113-0033　東京都文京区本郷7-2-7
	TEL　(03)3813-5478(営業)
	(03)3813-5411(編集)

ⓒ廣畑俊成, 2018　　　　　　　　　　　　印刷・製本：真興社

乱丁, 落丁の際はお取り替えいたします.

ISBN978-4-8306-2045-4　　　　　　　　　Printed in Japan

・本書の複製権, 翻訳権・翻案権, 上映権, 譲渡権, 公衆送信権(送信可能化権を含む), 二次的著作物の利用に関する原著作者の権利は, 株式会社文光堂が保有します.
・本書を無断で複製する行為(コピー, スキャン, デジタルデータ化など)は, 私的使用のための複製など著作権法上の限られた例外を除き禁じられています. 大学, 病院, 企業などにおいて, 業務上使用する目的で上記の行為を行うことは, 使用範囲が内部に限られるものであっても私的使用には該当せず, 違法です. また私的使用に該当する場合であっても, 代行業者等の第三者に依頼して上記の行為を行うことは違法となります.
・JCOPY〈出版者著作権管理機構 委託出版物〉
本書を複製される場合は, そのつど事前に出版者著作権管理機構(電話 03-3513-6969, FAX 03-3513-6979, e-mail：info@jcopy.or.jp)の許諾を得てください.